Prof. Dr. med. Niels Franke

Nie wieder ohne Abwehrkraft

Prof. Dr. med. Niels Franke

Nie wieder ohne Abwehrkraft

So schützen Sie sich gegen
alle Immunkrakheiten

HERBIG
Gesundheitsratgeber

Umschlag: Wolfgang Heinzel
Umschlagbild: G. + J. Fotoservice, Hamburg
Redaktion und Lektorat: Literatur-Agentur Axel Poldner, München
Satz: Walter Typografie & Grafik, Würzburg
Gesetzt aus: 10,7/13,5 Optima
Druck und Binden: Jos. C. Huber KG, Dießen
Printed in Germany
ISBN 3-7766-2059-5

Gewidmet Mahtab Mahmoody

So wie das Großhirn uns glücklich macht
oder zerstört, so kann auch das
Immunsystem uns heilen oder schaden.
Es kommt immer darauf an,
wie wir mit den angeborenen und
erworbenen Anlagen umgehen.

Professor Dr. med. Niels Franke

Inhalt

Betty Mahmoody: »Nicht ohne meinen Arzt«

Es gibt Dinge im Leben, die man scheinbar nicht ändern kann. Man kann nur versuchen, mit ihnen zu leben – irgendwie.
Ich habe schon immer zu den Menschen gehört, die vor scheinbar aussichtslosen Gegebenheiten nicht kapitulieren, sondern kämpfen, die auch andere, neue Wege gehen, um zum Ziel zu kommen.
Und oft gehört auch ein kleines bißchen Glück dazu und ein Zufall, der vielleicht doch keiner ist.
Vielleicht war dies so ein merkwürdiger Zufall, als ich von der Verlagsleiterin, die mein Buch *Nicht ohne meine Tochter* herausgebracht hatte, diesen Namen hörte: Niels Franke. Ein Professor aus München. Ein Glück ist es immer noch – für meine Tochter Mahtab und für mich. Fünf Jahre ist es nun her, als wir bei Mahtab die ersten Symptome einer tückischen Krankheit entdeckten: Hautausschläge, ständige Müdigkeit und Fieber. Die Ärzte diagnostizierten Lupus erythematodes – eine Autoimmunkrankheit – und wußten sich nicht anders zu helfen, als Mahtab starke Cortisongaben zu verabreichen. Ich hatte Vertrauen zu den Ärzten, zunächst jedenfalls. »Wir leben in Amerika«, dachte ich, »hier und heute gibt es die Spezialisten, die sehr schnell helfen können.«

Doch der Hautausschlag verschlimmerte sich. Bald waren auch Mahtabs Nieren angegriffen, und sie dämmerte nur noch vor sich hin.
Ich kannte diese Symptome von meiner Mutter, die ebenfalls an Lupus erkrankt ist. Doch im Gegensatz zu ihr wollte ich die lebensbedrohliche Krankheit meiner Tochter nicht als Schicksal hinnehmen.
Nach zahlreichen Versuchen mußte ich erkennen, daß Mahtab in den USA, im Land der unbegrenzten Möglichkeiten, nicht geholfen werden konnte. Also machten wir uns auf die weite und für Mahtab sehr beschwerliche Reise nach Europa, nach München.
In einem großen Münchner Hotel trafen wir uns dann, Professor Niels Franke, meine Tochter und ich. Mahtab nahm allerdings kaum etwas wahr. Sie saß völlig apathisch in einem Sessel und bedeckte ihr Gesicht mit den Händen, das vom Hautausschlag und den starken Cortisongaben gezeichnet war.
Wir fuhren das kurze Stück vom Hotel zu Professor Niels Frankes Praxis mit dem Taxi, weil es Mahtab unmöglich war, auch nur wenige Meter zu gehen.
Professor Franke spritzte Mahtab nun zum ersten Mal DSG, ein Medikament aus Japan, das inzwischen auch in einer Münchner Klinik getestet wird und mit dem Niels Franke schon vielversprechende Behandlungserfolge bei Autoimmunkranken erzielt hatte.
Schon nach der ersten Behandlung konnte Mahtab längere Spaziergänge in München machen. In den nächsten zwei Wochen bekam Mahtab dann an vier Tagen noch je zwei DSG-Infusionen. Der furchtbare Hautausschlag und der Nierenbefall verschwanden. Nach sechs Wochen kehrten wir zur zweiten Behandlung wieder nach München zurück.

Dann kam Professor Franke zu uns nach Michigan. Obwohl sich Mahtabs Zustand schon sehr gebessert hatte, lebte ich immer noch in der Angst, die Heilung könnte vielleicht nur von kurzer Dauer sein. Niels Franke beruhigte mich dann, als er bei uns zu Gast war. Er sollte recht behalten.

Für mich ist Mahtabs Heilung auch heute noch ein Wunder. Denn vor der Behandlung in München war jeder Tag für Mahtab und mich von Angst und Zweifeln bestimmt. Wie würde der nächste Tag aussehen? Ständig lebten wir in der Sorge vor einem erneuten Krankheitsschub, der Mahtabs ohnehin schon schlechten Zustand noch mehr verschlimmert hätte.

Und heute? Mahtab wird dieses Jahr aufs College gehen. Und sie lernt mit Begeisterung Deutsch.

Jetzt, nach fünf Jahren, kann ich sagen, daß die Reise nach München eines der wichtigsten Ereignisse in unserem Leben war. Mahtab fand in Professor Niels Franke den Arzt, der ihr geholfen, der sie geheilt hat. Und wir beide haben in Niels Franke einen Freund gefunden, dem wir in tiefer Dankbarkeit verbunden sind.

Dieses Buch soll den Menschen Mut machen, auch einmal andere, sogar noch unerforschte Wege zu gehen, besonders dann, wenn es um unsere Gesundheit, um unser Leben geht.

Betty Mahmoody

Vorwort

Unser Immunsystem bestimmt in höchstem Maße unser körperliches Wohl und Wehe. Von einfachsten Bagatellkrankheiten wie Schnupfen oder Husten bis zu lebensbedrohlichen Erkrankungen wie Multipler Sklerose – das Immunsystem muß mit all diesen Krankheiten, das heißt: mit ihren Erregern, fertig werden. Was liegt also näher, als über dieses wichtige Thema zu forschen, zu experimentieren, Erfahrungen zu sammeln und diese weiterzugeben an Kranke wie an Gesunde?

Das »Wunder« Immunsystem sorgt täglich für unsere Gesundheit

Es gibt viele Bücher zu diesem Thema, die Anleitungen geben, um mit den verschiedenen Krankheiten fertig zu werden. Ich möchte mit diesem Buch darüber hinaus den Blick für das Unerklärliche, das Wunder öffnen, das in jeder Sekunde in uns wirksam ist: das Immunsystem.

In meiner Arbeit als Arzt und Wissenschaftler bemühe ich mich, Probleme kreativ anzugehen. Dabei sind Teilaspekte für mich nur insoweit interessant, als sie dazu beitragen, das Ganze zu sehen und daraus Erkenntnisse für die Problemlösung zu finden. Seit ich nicht nur Arzt und Wissenschaftler, sondern auch Multiple-Sklerose-Patient bin, habe ich viele für mich neue Erfahrungen gemacht, die – unter anderem – meinen Blick für das Immunsystem – für seine Bedeu-

tung, seine Funktion, seinen Einfluß auf unser Leben – geweitet und zu einer umfassenden Gesamtschau erweitert haben.
Und eben diese Gesamtschau ist es, die mich dazu anregte, dieses Buch zu schreiben. Der Leser kann teilhaben an meinem Blick auf dieses *dunkle Selbst* in uns – als Gesunder, um zu erkennen, wie weit verzweigt und vielfältig das Immunsystem sein Leben bestimmt, und als Patient, um zu erfahren, daß es möglich ist, mit seiner Immunkrankheit auch im Alltag zurechtzukommen.
Natürlich kann ich keine Patentrezepte anbieten. Niemand kann das. Denn im Gegensatz zu vielen Vorgängen in unserem Körper, bei denen die Medizin als »Reparaturbetrieb« überaus erfolgreich ist, gehen bei Immunkrankheiten monokausale Erklärungen fehl, hier gibt es kein Ursache-Wirkung-Verhältnis, hier greifen herkömmliche Behandlungsmethoden nicht, weil psychische und physische Komponenten des oft langfristigen Krankheitsverlaufs noch weitgehend unerforscht sind.

Die körpereigenen Abwehrkräfte sind letztlich stärker als Medikamente

Wer akzeptiert, daß wir einen kosmischen, einen irrationalen Anteil in unserer Gesamtpersönlichkeit haben, und wer zugleich akzeptiert, daß wir die Geheimnisse dieses kosmischen Teils unseres Immunsystems noch nicht kennen, wer sich darüber klar wird, daß seine körpereigenen Abwehrkräfte letztlich stärker sind, als es medizinische Mittel sein können, wer sich darum bemüht, lebenswichtige Zusammenhänge seines Immunsystems zu begreifen, und wer – als Konsequenz – der Frage nicht ausweicht: »Wie funktioniert der Mensch überhaupt?« – der wird sich dem *dunklen Selbst* in uns unbefangen nähern und, zum eigenen Vorteil, mit seinem Immunsystem problemlos »zusammenleben« können.

Das Kosmische, das Unerklärliche im Immunsystem ist für die Erhaltung unserer Art von größter Bedeutung. Kein Krankheitserreger dieser Erde tötet alle Individuen. Das haben die großen Seuchenzüge in den letzten Jahrhunderten gezeigt. Auf unerklärliche Weise überlebt immer ein Teil der Infizierten, der das Aussterben der Arten verhindert, denn die Resistenz wird an alle Nachkommen weitergegeben. Wie dieses »Wunder« wirkt und wie wir selbst zu seiner Erhaltung beitragen können, wollen wir hier zeigen.

Das Immunsystem sorgt für die Erhaltung der Menschheit

Auf einem Stück des Weges zu diesen Zielen will das Buch den Leser hilfreich begleiten.

Professor Dr. med. Niels Franke

Einleitung

In den letzten Jahren ist eine größer werdende Öffentlichkeit aufmerksam geworden auf die Bedeutung eines intakten Immunsystems. Dazu hat eine sich rasch ausbreitende Krankheit besonders beigetragen – die Immunschwächekrankheit Aids.

Immunkrankheiten entwickeln sich oft über Jahre und zeigen vielfältige Symptome

Es gibt Hunderte von Immunkrankheiten, die in den meisten Fällen aber nicht tödlich verlaufen. Häufig dagegen – geradezu ein Kennzeichen vieler Immunkrankheiten – sind ihr oft chronischer, sich langsam entwickelnder und lang andauernder Verlauf und die Vielfältigkeit der Symptome. Diese Symptome lenken nicht nur die Patienten, sondern oft auch die Ärzte von der eigentlichen Ursache ab: dem schadhaften oder instabilen Immunsystem.

So wie unser Gehirn das Bewußtsein – den Verstand und den Willen – steuert, so beeinflußt das Immunsystem als übergreifendes, im ganzen Körper wirkendes Organ die Stabilität und Abläufe in unserem Inneren. Dabei spielen im äußeren und inneren Milieu Zufälligkeiten eine besondere Rolle: Im äußeren zum Beispiel, in welches Umfeld ein Mensch hineingeboren wird, im inneren Milieu, über welche Möglichkeiten das Immunsystem verfügt.

So wie unser Denken darauf ausgerichtet ist, Sicherheit in unseren äußeren Lebensumständen zu schaf-

Die Anpassungsfähigkeit und die Flexibilität des Immunsystems bestimmen den Verlauf einer Krankheit

fen, so strebt unser Immunsystem danach, das Gleichgewicht im Inneren unseres Körpers – auch unter ungünstigsten Umständen – zu gewährleisten. Für alle Immunkrankheiten – für ihr Entstehen, ihren Verlauf und ihre Behandlung – ist also entscheidend, wie das Immunssystem auf ständig wechselnde Situationen reagiert. Davon hängt es ab, ob eine Krankheit lebensbedrohend wird oder ob sie überwunden werden kann.

Der Patient und seine Selbstheilungskräfte müssen also wesentlich in die Therapie einbezogen werden. Die Medizin ist somit nicht mehr nur eine »Reparaturwerkstatt«, in der – medikamentös oder operativ – die Symptome der jeweiligen Krankheit bekämpft und beseitigt werden. Vielmehr muß gerade bei Immunkrankheiten die unsägliche Trennung zwischen Körper und Seele aufgehoben werden. Denn das Zusammenspiel dieser beiden Komponenten entscheidet mit über unser Wohl und Wehe.

Es gibt immer wieder Spontanheilungen

Viele Krankheiten müssen also in neuem Licht gesehen werden. Denn die Diagnose ist nicht zwangsläufig auch die Ursache der Krankheit. So gibt es beispielsweise immer wieder die sogenannten Spontanheilungen, die für die Schulmedizin unerklärlich sind. Gerade diese Phänomene weisen aber mit aller Deutlichkeit darauf hin, daß bei der Heilung einer Immunkrankheit mehr im Spiel ist, als nur das körperliche Geschehen.

Wie schwierig es allerdings ist, die Abläufe, die Funktionen der verschiedenen Bestandteile und ihre Bedeutung in unserem Immunsystem zu enträtseln, läßt sich am besten zeigen, wenn wir uns dieses System wie eine Party mit wechselnden Gästen vorstellen. Wir stehen auf einer Empore und schauen hinunter in einen Saal, in dem ein rauschendes Fest stattfindet. Es ist alles offen: Wer mit wem wie lange spricht, wer wen kennenlernt, wie die Party verläuft, wie sie endet. Die Party kann reibungslos verlaufen, sie kann auch schiefgehen. Wie jede Party, so hat auch diese eine bestimmte Stimmung, die nicht vorhersehbar ist.

Eine Party mit offenem Ausgang

Ähnlich unvorhersehbar und oft unberechenbar funktioniert unser Immunsystem, das mit bekannten, fremden, wohlgesonnenen und feindlichen »Gästen« fertig werden muß.

Wie unser Immunsystem, das wir im folgenden auch als *dunkles Selbst* bezeichnen, mit all diesen »Gästen« umgeht und wie es diese in den Griff bekommt – oder auch daran scheitern kann –, zeigt uns die nun folgende Reise in unseren Körper.

1 Das dunkle Selbst

Der Mensch wird im Laufe seines Lebens mit Billionen von Bakterien und Viren konfrontiert, mit denen sein Immunsystem fertig werden muß. Das Faszinierende dabei ist, wie unser Immunsystem es schafft, zwischen lebenswichtigen und lebensbedrohlichen Keimen zu unterscheiden. Tagtäglich stehen in unserem Körper die Abwehrkräfte bereit, um unsere Gesundheit zu erhalten und sich auf ständig neue Herausforderungen einzustellen. Dies gelingt am besten, wenn unser Immunsystem sich optimal entwickeln kann.

Der seelische Zustand wirkt sich maßgeblich auf die Abläufe des Immunsystems aus

Wer frisch und heftig verliebt ist, ist gegen Erkältungen oder grippale Infekte so gut wie immun; wer sich unter Qualen, unter Leiden und Schmerzen gerade von seinem Partner oder seiner Partnerin getrennt hat, fängt sich mit jedem Windstoß einen Schnupfen ein. Solche und ähnliche Beispiele für Verbindungen zwischen unserem seelischen Zustand und dem Immunsystem sind in der Medizin inzwischen bekannt.
Zudem hat die medizinische Forschung in den letzten Jahren vieles über das Immunsystem – ein kompliziertes Netzwerk von Zellen, Leukozyten (weiße Blutkörperchen), Lymphknoten, Proteinen (Eiweißstoffe) und vielem anderen mehr – herausgefunden, das in

einem faszinierenden Zusammenspiel schädliche Eindringlinge (im folgenden auch als Keime bezeichnet) in unserem Körper zerstört oder in ihrer Wirkung behindert und ausschaltet. Doch diese Kenntnisse erfassen nur einen Bruchteil dessen, was das Immunsystem in seiner Vielfalt für jeden einzelnen von uns – und für jeden individuell unterschiedlich – wirklich bedeutet. Und die bisherigen Kenntnisse sagen wenig aus über das *dunkle Selbst* in uns.

Das Immunsystem ist unser dunkles Selbst

Warum bezeichnen wir unser Immunsystem als das *dunkle Selbst*? Das Immunsystem ist ein Teil des Menschen, der lebensnotwendig zu ihm, zu seinem Selbst, gehört. Die medizinischen Forscher wissen zwar, in welchen Bereichen des Körpers das Immunsystem sitzt: im Knochenmark, in der Thymusdrüse, der Milz, in Lymphknoten und -gefäßen, in Mandeln, Darm und der Leber. Aber viele Abläufe innerhalb dieses Systems liegen noch im dunkeln. Daraus ergibt sich auch, daß die Ursache und der Verlauf von Immun- und Autoimmunkrankheiten noch weiter erforscht werden müssen. Zum anderen bezeichnen wir das Immunsystem auch deshalb als *dunkles Selbst*, weil es im verborgenen wirkt, gleichsam wie ein Geheimdienst. Unser innerer »Geheimdienst« sorgt für unsere Gesundheit, unser Leben. Erst wenn etwas schiefgeht, beispielsweise falsche Informationen weitergegeben werden (wie bei den Autoimmunkrankheiten), spüren wir die Abwehrtruppe in unserem Inneren: Der Mensch ist krank.

Das Immunsystem arbeitet im verborgenen

Bewußt beeinflussen können wir das Immunsystem aber nicht. Anders sieht es aus mit unserem bewußten Selbst, unserem Verstand und Willen, das uns die Fähigkeit gibt, zwischen verschiedenen Möglichkeiten zu unterscheiden. Mit Hilfe dieses Selbst können wir beispielsweise auch einen Wunsch in Handlung umsetzen. Wenn wir verreisen möchten, wird unser bewußtes Selbst, unser Verstand, uns die dazu notwendigen Handlungsanweisungen geben: Fahrkarte kaufen, Koffer packen und in den Zug oder das Flugzeug steigen. So wird der Wunsch zur Wirklichkeit, gesteuert durch das bewußte Selbst. Das *dunkle Selbst* hingegen handelt in eigener Regie, ohne daß der Mensch die Abläufe im Innern steuern könnte.

Können wir das dunkle Selbst überhaupt beeinflussen?

Wir können das Immunsystem nur indirekt beeinflussen

Trotz des medizinischen Fortschritts können wir das *dunkle Selbst* nur indirekt beeinflussen, indem wir versuchen, unsere Ziele zu verwirklichen, beispielsweise in der Arbeit, im schöpferischen Tun, in der Familie. Das, was heute mit dem Begriff »Selbstverwirklichung« umschrieben wird, kann natürlich nur in der konstruktiven Auseinandersetzung mit sich selbst und den Mitmenschen entwickelt werden.

Allerdings kann auch ein Mensch, der mit sich im reinen ist, krank werden. Denn alle Krankheiten, die aus einem instabilen oder auch aus dem Gleis geratenen Immunsystem resultieren, haben ihren Grund auch und vor allem in einem körperlichen Geschehen. Allein positives Denken schützt also nicht vor Krankheiten. Diese Vorstellung ist zu simpel für ein so hochkompliziertes und komplexes Organsystem wie unser Immunsystem. Hier können wir nur sagen, daß eine positive Einstellung zum Leben helfen kann, mit einer Krankheit besser zurechtzukommen. Ob man den Krankheitsverlauf dadurch beeinflussen oder aufhalten könnte oder ob man möglicherweise sogar wieder gesund wird, kann nur vermutet werden. Aber es soll als Möglichkeit auf jeden Fall ernsthaft in Betracht gezogen werden.

Ernährungstherapien helfen nur in Einzelfällen

Zu kurz greifen in diesem Zusammenhang Ernährungstherapien, die immer wieder im Mittelpunkt medizinischer Therapien standen, um einen möglichst reibungslosen, also beschwerdefreien Ablauf im Körper zu bewirken. Die Ernährungstherapien enthalten zum Beispiel Vorschriften zur Nahrungszusammensetzung – fettfrei oder fettarm, wenig Eiweiß und Zucker und auf der anderen Seite die Zufuhr von Vitaminen, Spurenelementen und anderem. Die Vorstellung jedoch, daß man dem Körper von außen Stoffe zuführen kann, die er braucht, und daß diese dann da eingebaut werden, wo sie hingehören, ist viel zu einseitig, zu eindimensional und mechanistisch. In Einzelfällen kann man zwar eine Besserung durch eine Ernährungsumstellung feststellen. Aber nicht jede Veränderung bedeutet einen Fortschritt hinsichtlich der Beschwerden, derentwegen beispielsweise eine Diät angesetzt worden ist. Bei der Behandlung von Immun- und Autoimmunkrankheiten spielen Ernährungstherapien heute keine Rolle mehr.

Eine Party mit wechselnden Gästen

Der Mensch ist auf die Symbiose mit Mikroorganismen, also auf das friedliche Zusammenleben mit Keimen, zum gegenseitigen Nutzen angewiesen. Wir können uns diese hochkomplizierten Vorgänge, die täglich in unserem Körper ablaufen, wie die schon eingangs beschriebene Party mit wechselnden Gästen vorstellen. Der Gastgeber, ein aufgeschlossener und sozial eingestellter Mensch, der ein Haus mit offenen Türen führt, ist unser Immunsystem, das Haus unser Körper. Die Türen sind alle unsere Körperöffnungen, die wir später noch genauer kennenlernen werden. Da unser Gastgeber kein ängstlicher Mensch ist, hat er auch einige Zimmer für Dauergäste bereitgestellt, weil er weiß, daß sie friedlich sind und manche ihm sogar bei den lästigen Aufräumarbeiten helfen. Diese Dauergäste sind beispielsweise »friedliche« Bakterien, die im Gegensatz zu den krankheitserregenden Keimen eine notwendige Begleiterscheinung alles Lebendigen sind. So gibt es Bakterien auf der Haut oder den Schleimhäuten, im Darm oder der Vagina, die für den reibungslosen Ablauf der Stoffwechselvorgänge mitverantwortlich sind oder auch die Entstehung krankheitserregender Mikroorganismen verhindern. Diese Kleinstlebewesen sind also nicht pauschal unsere Feinde, wie oft fälschlich angenommen wird.

Keime sind nicht generell unsere Feinde

Ein keimfreies Leben ist nicht möglich

Trotzdem gibt es, aus Angst und Unwissenheit, bei manchen Patienten immer wieder Bemühungen um ein keimfreies Leben. Der Auftritt des Popstars Michael Jackson 1998 in München, stets mit Mundschutz, ist dafür ein Beispiel. Doch ein keimfreies Leben ist im Alltag nicht möglich. Nicht nur, daß es keine keimfreie Luft gibt, kein keimfreies Essen, keine keimfreien Türklinken, Messer oder Gabeln … Mehr noch: Der Mensch hat sich im Laufe der Evolution zu einem sozialen Wesen entwickelt, er ist auf das ständige Zusammensein mit anderen Menschen ange-

Es gibt keine keimfreie Luft und kein keimfreies Essen

wiesen, auf Liebe und Zuneigung. Er kommt so zwangsläufig auch mit Bakterien und Viren in Berührung. Deshalb ist es wichtig, daß wir verstehen, welche Bakterien nützlich oder schädlich sind und wie das Wunder »Immunsystem« funktioniert.

Körperfreundliche und körperfeindliche Keime

Das Immunsystem lernt bis zum Lebensende dazu

Das Immunsystem gehört zu dem effektivsten Organsystem, über das unser Körper verfügt, um in einer »Welt von Fremden« die Gesundheit zu bewahren und den Tod zu vermeiden. Ohne diese Abwehrfähigkeit wäre das Leben nicht möglich. Die Abwehrfunktionen unseres Körpers sind auf jede Situation eingerichtet. Das Genom – die Gesamtheit aller Gene – und das Immunsystem reagieren intelligent auf ständig wechselnde Anforderungen. Sie sind lernfähig. Genau wie unser Bewußtsein bis zum Lebensende lernfähig ist, sich ständig entwickelt und neu anpaßt.
Falsch wäre es, die Mikroorganismen generell als unsere Feinde zu betrachten. Sie sind nicht feindlich, sie sind nur sehr ambivalent. Es kommt ganz auf die Reaktion unseres Immunsystems an, ob aus einem Keim ein bedrohlicher Eindringling wird, den das Abwehrsystem vernichtet, oder ein Freund, der in das symbiotische System integriert wird. Und meistens schafft es der Körper, mit diesem Eindringling fertig zu werden, wenn man nicht ständig versucht, seine Umgebung mit keimhemmenden Mitteln zu traktieren, sondern das Leben in enger Nachbarschaft mit unzähligen Mikroorganismen zu erhalten. Das Immunsystem muß dabei verhindern, daß schädliche Keime den Körper überwuchern.

Von medizinischen »Außenseitern« abgesehen, die der Überzeugung sind, daß die Keimbesiedlung für das Leben wichtig ist, betrachtet die Schulmedizin Keime immer noch als »Störungen«, als etwas, was das Leben bedroht. Das ist aber eine überholte Ansicht. Wenn einem Menschen der Bauch aufgeschnitten wird, dann sind Keime selbstverständlich gefährlich, denn sie kommen außerhalb der natürlichen Ordnung in den Körper. Aber ein chirurgischer Eingriff ist nicht das Normale. Im normalen Leben sind Keime unsere Freunde. Voraussetzung ist natürlich ein gut funktionierendes Immunsystem. Davon hängt es ab, wie der Körper mit ungefährlichen, aber auch mit krankheitserregenden Keimen fertig wird.

Die Schulmediziner betrachten Keime immer noch als Störungen in unserem Körper

Viren, Bakterien und Parasiten

Viren, Bakterien, aber auch Parasiten gehören zu den gefährlichsten Krankheitserregern. Viren sind biochemische Einheiten, die aus Eiweißmolekülen zusammengesetzt sind. Sie dringen in Zellen ein und benutzen diese, um sich zu vermehren. Viren greifen direkt die Zellen an und bringen Tausende neuer Viren im Körper hervor. Viren sind unter anderem für Schnupfen, Grippe, Herpes, Masern oder Röteln verantwortlich.

Viren dringen in die Zellen ein und vermehren sich dort

Bakterien sind einzellige Mikroorganismen. Sie finden sich auf unserer Haut und in unserem Körper. Wie wir schon gesehen haben, gibt es auch völlig harmlose Bakterien. Krankheitserregende Bakterien hingegen sind für Diphtherie, Keuchhusten oder Syphilis verantwortlich. Parasiten sind beispielsweise Würmer, Pilze, die Erreger der Malaria oder der Amöbenruhr.

Das Immunsystem muß erkennen, gegen welche dieser Keime es Widerstand leisten muß. Dabei entstehen manchmal Schwierigkeiten für das Immunsystem: Keime, an die der Körper gewöhnt ist, die er unter Umständen auch braucht, mit denen er in Symbiose lebt – wie beispielsweise mit den Darmbakterien –, von jenen anderen zu unterscheiden, die krankheitserregend oder zerstörend wirken und daher bekämpft werden müssen.

Rätselhafte Bakterien – das Tuberkelbakterium

Die Gefahr durch Tuberkelbakterien erkennt das Immunsystem sofort

Eindeutig erkennt das Immunsystem den schädigenden Einfluß bei Keimen, die Krankheiten auslösen, wie bei Tuberkelbakterien. Es gibt keinen Menschen, der in Symbiose mit diesen Bakterien leben kann. So hatten Infektionen durch Tuberkelbakterien zum Beispiel Ende des 19. und zu Anfang des 20. Jahrhunderts katastrophale Folgen für Tausende von Menschen. Warum die Tuberkulose gerade in diesem Zeitraum so viele Menschen dahingerafft hat, kann bis jetzt nicht ausreichend geklärt werden. Daß sich in den folgenden Jahren die Virulenz, also die Infektions- und Verbreitungskraft, der Tuberkelbakterien geändert hat, kann an einem Wandel des Erregers liegen, an Änderungen im Erbgut, die die Entstehung oder auch das Verschwinden dieses Erregers beeinflussen. Genaue Kenntnisse hat die medizinische Forschung über dieses Phänomen aber nicht. Das gilt auch für die Diphtherie, die um die Jahrhundertwende sehr viele Todesfälle gefordert hatte und dann aus unbekannten Gründen plötzlich weniger häufig auftrat.

Über die Tuberkelbakterien ist in den dreißiger Jahren heftig diskutiert worden. Damals war der Streitpunkt, ob die Verbesserung der Lebensumstände – zum Beispiel Hygiene und Ernährung – zu dieser Abnahme der Todesfälle beigetragen hat oder eben ein ungeklärter Wandel in der Virulenz, der Kraft des Erregers. Wahrscheinlich beides. Es gab um die Jahrhundertwende noch Hungersnöte und Elendsquartiere, in denen zehn bis zwanzig Menschen in einem Raum lebten; in den Jahren vor und nach dem Ersten Weltkrieg verbesserten sich die Verhältnisse langsam. Diese Änderung in den Lebensumständen der städtischen Bevölkerung hat insbesondere bei der Tuberkulose zu einem gemilderten Verlauf beigetragen. Ein wichtiger Faktor war auch die verbesserte Ernährungslage, die die Menschen widerstandsfähiger machte.

Tuberkuloseforschung in den dreißiger Jahren

Daß wir durch massenhaft auftretende, gleichartige Infektionen nicht mehr so stark gefährdet sind, hat – wie wir heute wissen – mehrere Gründe:

Hygiene und ausgewogene Ernährung lähmen die Kraft der Tuberkelbakterien

- Sauberes Trinkwasser und saubere Nahrung verhindern das Entstehen und die Ausbreitung von Epidemien.
- Die Bevölkerung der Industriestaaten hat mehr Wohnraum.
- Antibiotika und Impfungen sind entwickelt worden.
- Die Forschung kennt die von außen kommenden Mechanismen, die Menschen krank machen, besser als früher.

Haben wir Infektionskrankheiten im Griff?

Trotz allem gehören die sogenannten Seuchen, die wir heute als Infektionskrankheiten bezeichnen, zu den häufigsten Todesursachen. Es gab in der Weltgeschichte immer wieder verschiedene Infektionskrankheiten, wie zum Beispiel Pest oder Cholera, die eine bestimmte Art von Krankheitserregern verbreiteten, an denen bis zu vierzig, fünfzig oder sogar sechzig Prozent der Bevölkerung des betroffenen Gebietes gestorben sind.

Wieder auf dem Vormarsch: Tuberkulose und Diphtherie

Trotz aller medizinischen Fortschritte taucht jetzt auch die Tuberkulose wieder auf, obwohl sie fast fünfzig Jahre lang so gut wie verschwunden war. Das gleiche gilt für die Diphtherie. Warum, das wissen die Forscher nicht. Offensichtlich haben sie sich auch zuwenig um diese Infektionskrankheiten gekümmert und müssen sich jetzt mit der Tatsache auseinandersetzen, daß die Erreger teilweise gegen die derzeit vorhandenen Antibiotika resistent, also widerstandsfähig sind.

All dies erinnert an die Debatte zwischen dem Arzt Robert Koch (1843–1910), dem Begründer der Bakteriologie, und dem Arzt Rudolf Virchow (1821–1902) Ende des 19. Jahrhunderts. Virchow lehnte Kochs Forschungsergebnisse ab, der Bakterien als Ursache von Infektionskrankheiten entdeckt hatte; Virchow hingegen führte diese Krankheiten auf soziale Mißstände zurück und forderte konsequente Hygienemaßnahmen. Die Problematik, die hinter diesem Streit stand, ist im Grunde genommen auch heute noch existent.

Warum ein Erreger plötzlich virulenter, ansteckungsfähiger wird – oder auch weniger virulent –, ist immer noch ein ungeklärtes Phänomen, das die medizinischen Forscher mit den gegenwärtigen Methoden nicht erklären können. Auch hier gilt es also, Licht in das Zusammenspiel zwischen Erreger und unserem *dunklen Selbst* zu bringen.

Der Streit zwischen Körper und Seele – Somatiker und Psychiker

Vielleicht stand sich die Medizin mit ihrer lange praktizierten Trennung zwischen Körper und Seele auch selbst im Weg. Schon im 18. Jahrhundert stritten die sogenannten Somatiker und Psychiker um dieses Problem. Die Psychiker waren der Auffassung, alle Krankheiten entstünden aus der Seele, wobei damals die Seele noch religiös definiert wurde, als göttlicher Teil des Menschen. Die Somatiker setzten entgegen, die Seele sei völlig aus dem Spiel zu lassen, nur der Körper allein sei in die wissenschaftlich-medizinische Analyse und Forschung einzubeziehen.

Haben Krankheiten einen seelischen Ursprung?

Man kann diese Auseinandersetzung zwischen Psychikern und Somatikern eigentlich nur aus der damaligen Zeit heraus verstehen. Die Psychiker vertraten energisch die Position der Kirche und postulierten sinngemäß: »Gott ist im Menschen, er bestimmt alle Lebensäußerungen des Menschen, und alle Krankheiten kommen letztendlich aus einer falschen Beziehung zu Gott, aus dem sündhaften Leben jedes einzelnen.«

Daß wir uns von dieser Betrachtungsweise befreit haben, geht auf die neuen Erkenntnisse der Wissenschaft zurück, die auch die großen Erfolge der Somatiker gefördert haben. Denn mit der Mikroskopie konnten Krankheiten direkt mit einem mikroskopischen Befund und damit zum Körper als Ursprungsort der Krankheit in Beziehung gesetzt werden, unter anderem auch bei malignen Tumoren (Krebs).

Neue Erkenntnisse durch die Mikroskopie

Die Somatiker hatten und haben bis heute große Erfolge: Man denke nur an Herztransplantationen oder auch die Therapie von Schlaganfällen, oder in der frühen Zeit an die großen Erfolge einer Disziplin wie der Chirurgie. Die ganz großen Errungenschaften, die zu einer anderen Sicht der Medizin geführt haben, liegen also im Bereich der Notfallmedizin und der operativen Medizin, bei der der Mensch gleichsam behandelt wird wie ein Auto, das neue Ersatzteile braucht. Und wie ein Auto bei der Reparatur stillgelegt ist, wird auch der Mensch bei Operationen stillgelegt – er wird behandelt in des Wortes wahrstem Sinne, ohne daß er darauf irgendeinen Einfluß hätte.

Gehirn und Psyche beeinflussen sich gegenseitig

Auf dem Gebiet der Immun- und Autoimmunkrankheiten muß der Mensch jedoch in seiner Gesamtheit betrachtet werden. Da Gehirn und Psyche untrennbar mit dem Immunsystem verbunden sind, sind Krankheiten somit nur aus dem Zusammenwirken aller Einflußfaktoren zu verstehen. Das wird inzwischen weitgehend von der modernen Medizin akzeptiert. Wenn das Immunsystem so funktioniert, wie wir es definiert haben – als *dunkles Selbst* –, dann kommen wir um eine ganzheitliche, also auch psychische Betrachtung des Menschen bei der Behandlung von Krankheiten nicht herum.

Immunsystem und Gehirn

Eine ganzheitliche Betrachtungsweise der Funktionen unseres *dunklen Selbst* kann ebenso nicht von den Funktionen des Gehirns getrennt werden. Aus diesem Zusammenhang erklärt sich auch die Schwierigkeit bei der generellen Betrachtung unseres Immunsystems. Denn das Gehirn und der Ablauf innerhalb des Immunsystems sind unserer direkten Beobachtung nicht zugänglich. Beides können wir nicht fassen. Und was wir an wissenschaftlichen Erkenntnissen aus beiden Organsystemen haben, sind lediglich Momentaufnahmen, sind Versuche, etwas zu erklären, was wir offensichtlich in seiner Gesamtheit noch nicht erklären können. Die Forscher können bisher nur sagen, daß zwischen Gehirn und Immunsystem ein ständiger Informationsaustausch besteht. Auf der Oberfläche der Zellen des Immunsystems befinden sich Rezeptoren, Reizempfänger, die bestimmte Signale von Botenstoffen des Gehirns aufnehmen können. Insgesamt wissen die Forscher aber noch wenig über den Zusammenhang zwischen Immunsystem und Gehirn. Ebenso haben sie bisher nur ganz grobe Vorstellungen von der Entwicklung und der Funktion unseres Gehirns. Und auch die Entstehung und Ausprägung der Intelligenz können die Forscher bis jetzt nur im groben bestimmen.

Gehirn und Immunsystem »unterhalten« sich

Die Entwicklung der Intelligenz

In der Entwicklung unseres Gehirns und damit unseres Bewußtseins können wir ganz verschiedene Stadien feststellen. Zunächst lernt das Kind, einen Fremden als Fremden und eine Mutter als Mutter wahrzunehmen. Es folgt die Wahrnehmung des Eigenen, des Selbst, die sich darin ausdrückt, daß das Kind nicht mehr seinen Namen sagt, wenn es von sich spricht, sondern lernt, »ich« zu sagen. Danach kommen viele andere Lernschritte, im Verlauf derer sich das entwickelt, was wir unsere Intelligenz, unsere Kreativität nennen.

Intelligenz und Kreativität entwickeln sich

Die Entwicklung von Intelligenz und Kreativität ist aber noch weitgehend ungeklärt. Intelligenz können wir zur Not noch mit Hilfe von Tests messen; wie kreativ jemand ist, kann man dagegen nicht messen.

Bei besonders genialen Menschen, die aufgrund ihrer Intelligenz und Kreativität zu Außergewöhnlichem befähigt sind, kommt noch etwas hinzu, was man den »göttlichen Funken« nennen könnte. Der Physiker und Mathematiker Isaac Newton zum Beispiel baute auf schon bekannten physikalischen Gesetzmäßigkeiten auf und entwickelte in der Fortführung die Gravitationsgesetze. Oder der Physiker Albert Einstein: Auch er formulierte aus schon bekannten Grundlagen von Mathematik und Physik seine Relativitätstheorie, die in der Folge die gesamte physikalische Forschung beeinflußte. In beiden Fällen kam also zu dem schon Vorhandenen noch etwas Besonderes, Außergewöhnliches hinzu, ein genialer Gedanke.

Auch unter Künstlern gibt es dazu faszinierende Beispiele: Rembrandt hat Materialien benutzt, die jeder hatte, aber er hat eben eine »Nachtwache« gemalt. Jedermann kannte damals die Stimmungen, die in diesem Bild lebendig werden, aus eigener Anschauung. Aber Rembrandt hat diese Atmosphäre in einer Art und Weise verarbeitet, die anderen Menschen nicht zugänglich ist. Der »göttliche Funke« kann nicht erzwungen oder erworben werden, sowenig wie Genies oder »geniale Immunsysteme« gezüchtet werden können.

Ein optimal funktionierendes Immunsystem kann nicht gezüchtet werden

Ein wesentlicher Faktor: menschliche Zuwendung

Die Entwicklung von Intelligenz und Kreativität ist aber nur eine Aufgabe des Gehirns. Eine andere ist, die Beziehung des Kindes zu beiden Elternteilen zu entwickeln und zu beherrschen. Das Kind gehört zu

Mutter und Vater – und umgekehrt. Die Eltern als eigenständige, vom Kind getrennte Personen zu erkennen, obwohl alle zunächst in einer symbiotischen, innigen Beziehung leben, ist die Aufgabe schon des kindlichen Gehirns, damit das Kind eine eigene Persönlichkeit entwickeln kann.

Wir wissen außerdem, daß ein Neugeborenes oder Kleinkind ohne mütterliche und väterliche Zuwendung Defizite davonträgt. Schon im alten Ägypten wurde der Versuch gemacht, Kinder einfach nur zu füttern und ihnen überhaupt keine menschliche Zuwendung oder Liebe zu geben. Dieser Versuch mußte abgebrochen werden, weil die Kinder gestorben sind. Auch in manchen Heimen unserer Zeit sind die Kinder im Grunde genommen allein, also ohne genügende menschliche Zuwendung. Wenn sie nicht das glückliche Geschick haben, zu einer Person eine Beziehung aufbauen zu können, dann kommen sie seelisch völlig verarmt aus dieser Heimerziehung heraus. Ein ausgeglichener Mensch, ein wirklich soziales Wesen, entwickelt sich also nur in konstruktiver Auseinandersetzung mit anderen Menschen, im Wechsel von Empfangen und Geben, wie es vor allem in der Familie möglich ist, wo Kinder elterliche Zuwendung erfahren und ihrerseits den Eltern die Liebe wieder zurückgeben.

Menschliche Zuwendung ist beim Kleinkind geradezu überlebenswichtig

Übertriebene Hygiene schadet dem Immunsystem

Ähnliche Gefahren wie bei seelischer Isolation drohen, wenn versucht wird, Kinder in möglichst keimfreier Umgebung aufwachsen zu lassen. Da kann das

Immunsystem lebenswichtige Funktionen nicht aufbauen, erlernen und deshalb auch nicht erfüllen.
Ein Zuwenig an Keimen ist also genauso gefährlich wie ein Übermaß an pathogenen Keimen, die Krankheiten erzeugen. Eines der Phänomene unserer modernen Zeit ist, daß wir uns einbilden, wir könnten unser alltägliches Leben keimfrei gestalten und unsere Kinder müßten mit keimtötenden Flüssigkeiten behandelt werden. Ein folgenschwerer Irrtum, da die spezifischen Abwehrmechanismen (die wir später noch kennenlernen werden) sich vor allem in der Auseinandersetzung mit Keimen entwickeln.

Das Immunsystem lernt durch den Kontakt mit Keimen

Kinder kommen sowieso in Kontakt mit Keimen, trotz aller Vorsichtsmaßnahmen. Sie wachsen beispielsweise mit den Darmbakterien ihrer Mutter auf, die diese auf das Kind überträgt, und sie werden groß mit den Darmbakterien ihrer gesamten Umgebung. Eine Erziehung, die die Hygiene übertrieben in den Mittelpunkt stellt, die also die Keimbesiedlung der Kinder mit allen Mitteln verhindern will, fördert ganz massiv eine Besiedlung des Darmtraktes mit pathogenen, krankheitserregenden Keimen, vor allem mit Pilzen, und ist dem weiteren Leben und Überleben des Kindes in keiner Weise förderlich. Im Gegenteil: Es enstehen daraus ganz eigene Krankheiten, beispielsweise Störungen im Magen-Darm-Trakt, eine erhöhte Infektanfälligkeit oder auch ein frühes Karzinom, eine bösartige Krebsgeschwulst.

Übertriebene Hygiene kann Krankheiten fördern

Natürlich soll damit nicht gesagt werden, daß ein Leben im Dreck für Kinder ideal sei. Aber man muß sich darüber im klaren sein, daß man die Keimbesiedlung des Darmtraktes unter keinen Umständen verhindern kann, auch wenn man noch so viele Desinfektionsmittel versprühen und Antibiotika schlucken würde. Also sollte man den Kindern ein Leben ohne übertriebene Vorsichtsmaßnahmen und Hygienevorschriften ermöglichen, was für ihre körperliche, aber auch ihre seelische Reifung ganz sicher vorteilhaft ist. Insgesamt gilt, daß ein Kind sich am besten in der Auseinandersetzung mit sich selbst und der Umwelt – also eigen und fremd – entwickeln kann. Denn was nützlich und was schädlich ist, erkennt man nur, wenn man beides kennengelernt hat. Die Unterscheidung zwischen »eigen« und »fremd« werden wir in den folgenden Kapiteln auch als einen wesentlichen Faktor bei der Entwicklung des Immunsystems kennenlernen.

Die Intelligenz und Kreativtiät des Immunsystems

Das Immunsystem ist sehr kreativ und kann sich flexibel verschiedenen Herausforderungen anpassen

Die Intelligenz und Kreativität unseres Immunsystems ist das eigentlich Faszinierende an unserem *dunklen Selbst.* So wie unser bewußtes Selbst in vielen Situationen darauf angewiesen ist, kreative Lösungen für den Umgang mit den Mitmenschen und der Umwelt zu finden, so ist auch das Immunsystem darauf angewiesen, kreative, neue Wege zu gehen, da es sich tagtäglich neuen Herausforderungen stellen muß, um Eindringlinge zu beherrschen.
Immer wieder sucht der Körper nach Möglichkeiten zu überleben und versucht, Infektionen zu überwinden, die das Leben akut bedrohen. Das Immunsystem entwickelt hierbei eine Kreativität, zu der wir keinen bewußten Zugang haben, die wir auch nicht willentlich steuern können. Wahrscheinlich ist ein großer Teil unseres Gehirns damit beschäftigt, diese Herausfor-

derungen zu verarbeiten und weiterzugeben. Das ist, wenn man so will, der kosmische Teil unseres Immunsystems. Ein irrationaler Teil also, dessen Ursprung wir nicht kennen. Dieser kosmische Teil ist vergleichbar mit unseren Träumen, die manchmal Lösungen für unser Leben anbieten, die nach logischer Überlegung vielleicht gar nicht möglich gewesen wären und die deshalb auch nicht erklärt werden können. Und das ist die Schwierigkeit, genau wie bei unserem Bewußtsein, Abläufe und Funktionen in unserem *dunklen Selbst* zu enträtseln. Wir wissen, daß unser Immunsystem gelernt hat, mit den vielfältigsten Herausforderungen fertig zu werden. Aber wir wissen nicht das Wie, und genau dieser Punkt zeigt uns, daß wir das Immunsystem nicht als eine Maschine begreifen dürfen, die im Rahmen der Mechanik beliebig manipulierbar ist.

Das Immunsystem ist keine Maschine, die beliebig manipuliert werden kann

2 Die Entwicklung des Immunsystems

Schon im Mutterleib bilden sich die ersten Abwehrmechanismen. Zudem werden in der Thymusdrüse die verschiedenen Zellarten auf ihre Abwehraufgabe vorbereitet. Aber erst nach der Geburt lernt das Immunsystem, sich gegen die vielfältigen Krankheitserreger gezielt zur Wehr zu setzen. In der Auseinandersetzung mit Bakterien und Viren entwickelt das Immunsystem ein Gedächtnis, so daß es flexibel und immer wieder neu mit den unterschiedlichsten Krankheitserregern fertig werden kann. Das Immunsystem bleibt lernfähig bis ins hohe Alter.

Embryos haben noch keine Abwehrmechanismen

Ein etwa neun Wochen alter Embryo hat noch kein Immunsystem. Immunologische Abwehrmechanismen sind in diesem Entwicklungsstadium also noch nicht vorhanden. Faszinierend dabei ist, daß man den noch nicht geborenen Kindern Organe transplantieren kann, weil noch keine Abwehrreaktion stattfindet. Man kann auch – ohne irgendwelche Abwehrreaktionen – Gehirnzellen oder Knochenmarkzellen eines Fötus (beginnt etwa ab dem vierten Schwangerschaftsmonat) auf Erwachsene übertragen, da diese Zellen den neuen Organismus noch nicht bekämpfen. Jede Zelle eines Körpers – ausgenommen die roten Blutkörperchen – hat auf ihrer Oberfläche ganz bestimmte Merkmale, die für diesen einen Menschen charakteristisch sind. Offensichtlich ist das ganze komplizierte System aus Zellmerkmalen und Zelloberfläche, die für diesen einen Organismus spezifisch sind, noch nicht ausgebildet worden.

Behandlungsmöglichkeiten mit Gehirnzellen und Stammzellen

Transplantierte Gehirnzellen und Stammzellen können Krankheiten heilen

Es gibt Versuche, Gehirnzellen eines Fötus auf erwachsene Menschen zu übertragen, um bestimmte Formen von Gehirnkrankheiten, zum Beispiel die Parkinsonsche Krankheit, zu heilen. Hierbei stellt sich jedoch eine moralische Frage: Darf der Neurochirurg bei dem weitgehend oder auch völlig zerstörten Gehirn eines Parkinson-Kranken Stammzellen implantieren, die die Eigenschaft haben, das ganze Gehirn zu überwuchern und zu ersetzen? Ist dann die Persönlichkeit dieses Menschen gelöscht oder verändert? Wird er plötzlich so hilflos wie ein kleines Kind, dessen Zellen er bekommen hat?
Knochenmark durch Stammzellen eines erwachsenen Menschen zu ersetzen, wird beispielsweise bei der Heilung von Leukämie schon praktiziert. Dabei tötet man zunächst durch Bestrahlung und Zellgifte das Knochenmark des Leukämiekranken total ab und spritzt dann die Stammzellen ein. (Aus den Stammzellen entwickeln sich beim Embryo alle Blutzellen und Organe.) Diese Stammzellen suchen sich allein und selbständig den Ort, wo sie bleiben sollen, also das Knochenmark, siedeln sich dort an und vermeh-

ren sich durch Zellteilung etwa innerhalb von zwei Wochen. In dieser Zeit muß der Patient in keimfreier Umgebung leben und steht unter massivem Antibiotika-Einsatz, der auch die Darmflora, also die Keimbesiedlung des Darms, völlig abtötet. Antibiotika sind Medikamente, die auf die Bakterien wachstumshemmend oder abtötend wirken.

Antibiotika im Kampf gegen Krankheitserreger

Der Körper muß nun damit zurechtkommen, daß er plötzlich Stammzellen entwickelt hat und Leukozyten, weiße Blutkörperchen, die überhaupt nicht zu ihm gehören. Der Patient übernimmt die Abwehrkraft des fremden Spenders, und der Körper muß langsam wieder lernen, sich an diese neuen Informationen zu gewöhnen. Um diese fremden Zellen nicht abzustoßen, muß sein eigenes Immunsystem außer Funktion gesetzt werden, indem man die weißen Blutkörperchen völlig unterdrückt. Daher auch die Notwendigkeit, Infektionen um jeden Preis zu verhindern.

Im Gedächtnis des Immunsystems sind vielfältige Informationen gespeichert

In beiden beschriebenen Fällen werden wir an einen wesentlichen Grundmechanismus des Immunsystems erinnert: Es ist in der Lage, Informationen in einem Gedächtnis zu speichern und dann entsprechend zu handeln. Nach der Geburt ist dieses Gedächtnis zunächst, ähnlich wie die Sprache, noch nicht ausgebildet, da noch nicht genügend Informationen vorliegen. Ein Neugeborenes verfügt allerdings schon über unspezifische Abwehrmaßnahmen, die wir später noch kennenlernen werden. Diese angeborene Immunität wird sofort aktiviert, wenn Gefahr für die Gesundheit droht. Sie ist aber nicht auf die Bekampfung einer bestimmten Art von Eindringling spezialisiert. Dies ist die Aufgabe der spezifischen Abwehrmaßnahmen, die erst nach der Geburt entwickelt werden, vor allem auch über Krankheitserreger und ihre Bewältigung. Doch bevor diese Entwicklung eingeleitet werden kann, müssen die weißen Blutkörperchen auf ihre Abwehraufgabe vorbereitet werden. Dies geschieht vor allem in der Thymusdrüse.

Die »Entdeckung« der Thymusdrüse

Ein Tierarzt »entdeckt« die Thymusdrüse

Die Bedeutung des Thymus, einer zweilappigen Drüse direkt hinter dem Brustbein, ist erst vor rund 50 Jahren von dem schwedischen Tierarzt Dr. Elis Sandberg entdeckt worden. Er erkannte ihre große Bedeutung für die körpereigene Abwehr von Krankheitserregern. Die Thymusdrüse hielt man damals für genauso nutzlos wie Blinddarmfortsatz und Mandeln. Ihr wurde allerdings eine Rolle bei der Erzeugung von Wachstumshormonen zuerkannt.

Wie kam Dr. Sandberg nun zu seiner Entdeckung? Sandbergs dreißigjähriger Bruder war an Tuberkulose erkrankt, gegen die es damals noch kein Mittel gab. Die Kranken wurden in Sanatorien gebracht, in denen versucht wurde, mit frischer Luft, Bewegung und kräftiger Kost ihre körperlichen Widerstandskräfte zu stärken. Aber selbst dafür war es bei dem Dreißigjährigen zu spät.

Die Entdeckung des Tuberkelbakteriums

Zwar war der Erreger der Tuberkulose, das Tuberkelbakterium, im Jahre 1882 von dem deutschen Arzt Dr. Robert Koch entdeckt worden. Seitdem suchten die Forscher erfolglos nach einem Medikament, das dieses Bakterium zerstört. Elis Sandberg ging jedoch einen etwas anderen Weg als die anderen Ärzte. Er entdeckte bei Tierversuchen die Bedeutung der

Thymusdrüse als Schulungszentrum für Lymphozyten, eine Gruppe weißer Blutkörperchen, und fand vor allem heraus, daß fast alle Krebstherapien das Immunsystem schädigen, eben damit genau jene Kraft, die in der Lage ist, das Krebswachstum zu verhindern.

Der Thymus – die Kinderschule für weiße Blutkörperchen

Die Thymusdrüse ist in der kindlichen Entwicklung eines der wichtigsten Organe des Immunsystems. Aus dem Knochenmark, in dem alle Blutzellen entstehen, wandern in den ersten Lebenswochen eines werdenden Menschen Lymphozyten in die Thymusdrüse. Dort werden sie zu T-Lymphozyten, kurz T-Zellen, ausgebildet. Um diese höchst komplizierten Vorgänge verstehen zu können, stellen wir uns unseren Gastgeber wie in einer Filmrückblende als kleines Menschlein in der Schule vor. Denn bevor es ins Leben hinausgeschickt werden kann, muß es erst lernen, zwischen nützlich und schädlich zu unterscheiden. Genauso lernen die T-Zellen in der »Kinderschule«, zwischen »eigen« und »fremd« zu unterscheiden. Jeder T-Zelle wird gleichsam ein Stempel aufgedrückt, ihr individuelles Erkennungszeichen, das diese Zelle als eine körpereigene ausweist. Außerdem lernen die T-Zellen, mehr als eine Million fremde Merkmale zu erkennen, so daß sie später »im Einsatz« nicht körpereigene Zellen angreifen, sondern nur fremde, unerwünschte Eindringlinge.

Die Thymusdrüse ist die Schule für weiße Blutkörperchen

Bevor die T-Zellen die Thymusdrüse verlassen, müssen sie sich aber noch einer strengen Abschlußprüfung unterziehen. Wenn sie fremde Eindringlinge

anhand der Merkmale nicht erkennen können, werden sie als unbrauchbar abgestempelt und sterben ab. Auch die Zellen, die auf körpereigene Stoffe nicht richtig reagieren, werden ausgesondert. (Wie wichtig die Unterscheidung zwischen »eigen« und »fremd« für die Gesundheit und das Überleben ist, sehen wir später bei den Autoimmunkrankheiten.)
Die T-Zellen sind nach Absolvierung dieser strengen Schule eine hochspezialisierte Gruppe von weißen Blutkörperchen. Als ein wesentlicher Baustein kontrollieren und steuern sie das Immunsystem.
Die Thymusdrüse ist am aktivsten bei Neugeborenen; in diesem Stadium ist sie im Verhältnis zur Körpermasse am größten. Der Thymus wächst bis zur Pubertät und verliert dann zunehmend seine Wirksamkeit.

Die B-Lymphozyten

Die B-Zellen produzieren Antikörper

Die zweite wichtige Gruppe der Lymphozyten sind die B-Lymphozyten, kurz B-Zellen. Sie reifen beim Embryo zunächst in der Leber heran und erhalten dann etwa ab dem vierten Schwangerschaftsmonat ihre Ausbildung im Knochenmark. Die B-Zellen sind zum einen für die Produktion der Antikörper zuständig, die wir weiter unten kennenlernen. So sind sie ständig auf der Suche nach fremden Eindringlingen. Wenn sie einen erwischt haben, vermehren sie sich schnell und wandeln sich in sogenannte Plasmazellen um, die dann große Mengen von Antikörpern produzieren, die genau auf diese Eindringlinge zugeschnitten sind.
Ein Teil der B-Lymphozyten, ebenso wie der T-Lymphozyten, wird zur Gedächtniszelle ausgebildet. Tritt

ein Erreger zweimal auf, können sie ihn gleich erkennen, und er kann oft, ohne daß der Mensch etwas davon spürt, im Zusammenspiel mit den anderen Abwehrzellen unschädlich gemacht werden. Bekannte Beispiele sind hier Mumps oder Masern, gegen die der Mensch nach einmal überstandener Krankheit immun ist. Aber nicht immer funktioniert das »Supergedächtnis«. So sind wir nach einem einmal überstandenen Schnupfen nicht notwendig immun. Das liegt aber nicht an der Unfähigkeit der Gedächtniszellen, sondern an den Erregern, die Schnupfen auslösen. Denn sie haben die Fähigkeit, sich immer wieder ein anderes »Mäntelchen« umzuwerfen, so daß sie von den Gedächtniszellen nicht erkannt werden können.

Schnupfenerreger können sich gut tarnen

Die Antikörper – eine hochspezialisierte Truppe

Die Antikörper, komplexe Eiweißmoleküle, schwimmen auf der Suche nach dem Eindringling im Blut. Haben sie ihn aufgespürt, nehmen sie ihn gleichsam in den Schwitzkasten, bis die sogenannten Freßzellen oder die Killerzellen kommen und den Eindringling vernichten. Es dauert jedoch einige Tage, bis die Antikörper hergestellt sind. In dieser Zeit muß der Körper mit den angeborenen Abwehrmechanismen zurechtkommen. Dann aber schlagen die hochkomplexen Bausteine der erworbenen Immunität zu und verhelfen dem Körper schnell wieder zu seiner Stabilität.

Die Antikörper greifen gezielt Krankheitserreger an

Dies können wir beispielsweise bei einer Erkältung beobachten. In den ersten Tagen fühlt man sich schlapp. Dies hängt auch damit zusammen, daß der Körper alle Kraft für die Antikörperproduktion braucht.

Wenn diese dann aber eingreifen, geht es mit der Gesundung schnell wieder aufwärts.

Freßzellen und Killerzellen

Vor den Freßzellen und den Killerzellen kann sich kein Krankheitserreger verstecken

Freßzellen entstehen, wie alle weißen Blutkörperchen, im Knochenmark. Wenn sie reif sind, können sie – im Blut schwimmend – an jede Stelle im Körper gelangen und dort Krankheitserreger oder auch Reste von zerstörtem Gewebe vernichten. Freßzellen greifen aber auch störende neue Verbindungen an, wie zum Beispiel Metallverbindungen, wenn der Körper darauf reagiert und sie zu Hilfe gerufen werden.
Killerzellen vernichten nicht nur Krankheitserreger, sondern auch Zellen, die von einem Virus befallen sind. Eine Zelle, die von einem Virus infiziert ist, ist an Veränderungen auf der Zelloberfläche zu erkennen. Außerdem sendet diese Zelle spezielle Botenstoffe aus, die Interferone. So werden die danebenliegenden Zellen davor geschützt, ebenfalls von Viren befallen zu werden. Außerdem alarmieren die Botenstoffe die Killerzellen. Diese können beispielsweise auch Tumorzellen erkennen und vernichten.

Die Bedeutung von Lymphknoten, Blinddarm, Mandeln und Milz

Eine sehr wichtige Funktion haben in diesem Zusammenhang auch die Lymphknoten, die sich an verschiedenen Stellen im Körper befinden und die etwa erbsengroße Ansammlungen von B- und T-Zellen enthalten. In den Lymphknoten werden auch wich-

tige Entscheidungen getroffen: Soll ein Eindringling vernichtet werden oder nicht? Wenn ja, wird er den entsprechenden Zellen zum Fraß vorgeworfen.
Da die Forschung heute um die Bedeutung der Lymphknoten in bezug auf das Immunsystem weiß, hat sich bei den Ärzten auch bei der Entfernung des Blinddarms, einem kleinen, in viele Lymphknoten eingelagerten Darmabschnitt, oder auch den Mandeln, einem knotenförmigen lymphatischen Gewebe, eine veränderte Einstellung ergeben. Früher schnitten die Ärzte Blinddarm oder Mandeln relativ bedenkenlos heraus. Heute sind die Mediziner, eben weil es sich um lymphatische Organe handelt, die offensichtlich für die Entwicklung des Menschen bedeutsam sind, sehr viel zurückhaltender, obgleich sie noch nicht genau wissen, welche negativen oder positiven Folgen es hat, wenn man diese Teile des Immunsystems entfernt.

Mandeln, Blinddarm und Milz werden nicht mehr bedenkenlos entfernt

Nicht anders verhält es sich mit der Milz. Auch die Milz hat eine wichtige Funktion innerhalb des Immunsystems, nur können die Mediziner die Funktion noch nicht genau definieren. Sie wissen allerdings, genau wie beim Thymus: Wenn bei Kindern, durch einen Unfall etwa, die Milz verletzt wird und entfernt werden muß, sterben diese Kinder mit höherer Wahrscheinlichkeit an einer Infektion als andere Kinder. Aber das ist mehr oder weniger eine statistische Aussage. Welchen Einfluß die Milz tatsächlich auf die weißen Blutkörperchen hat und welche Funktion sie über die Filterung des Blutes hinaus hat, darüber wissen die Mediziner wenig. Merkwürdig ist aber der Befund, daß zum Beispiel bei Leukämien die Milz relativ leicht platzen kann. Dies kann ein ganz frühes Anzeichen für Blutkrebs sein. Endgültig gesicherte Erkenntnisse aber hat die Forschung hier noch nicht.

Die Bedeutung der Milz für das Immunsystem

Die Milz kann allerdings auch eine Ersatzfunktion für das Knochenmark übernehmen. Bei extremer Verarmung des Blutes an roten Blutkörperchen und bei Schäden im Knochenmark können Stammzellen, aus denen alle zellulären Bestandteile des Blutes gebildet werden, sich in der Milz ansiedeln und sich zu Blutzellen entwickeln. Auch hier gibt es aber noch keine genauen Kenntnisse. Sicher ist nur, daß bei ungeborenen Kindern im fünften, sechsten Monat die Stammzellen für kurze Zeit in die Milz übersiedeln; sie wandern dann allerdings relativ schnell ins Knochenmark zurück. Welche Bedeutung und welche Funktion diese Ansiedlung eines Teils der Blutbildung in der Milz hat, kann noch nicht bestimmt werden.

Ein starkes Stück – das Komplementsystem

Beim Komplementsystem haben Krankheitserreger keine Chance

Eine Besonderheit des Immunsystems ist das Komplementsystem. Es arbeitet sozusagen an vorderster Front und besteht aus einer Gruppe von Enzymen, also biologisch hochwirksamen Eiweißverbindungen, die erst dann angreifen, wenn alle Enzyme der Reihe nach aktiviert werden. Dieses stufenweise »Anschalten« der Enzyme ist auch als Sicherung eingebaut, denn die Enzyme sind sehr aggressiv und können in kurzer Zeit eine Zelle durchlöchern und vernichten – so natürlich auch körpereigene Zellen. Deshalb ruhen die einzelnen Bestandteile des Komplementsystems so lange, bis sie von den Antikörpern den Startschuß bekommen. Daß es aber auch hier zu »Entgleisungen« kommen kann, sehen wir später bei den Autoimmunkrankheiten.

Das Komplementsystem ist nicht nur wichtig für die Vernichtung verschiedener Mikroorganismen, es hat gleichzeitig auch einen ganz entscheidenden Anteil am Blutgerinnungssystem bei Verletzungen. Es ist sehr ökonomisch, daß der Körper nicht zwei verschiedene Systeme braucht. Denn wenn sich jemand verletzt, ist natürlich auch sofort die Gefahr groß, daß durch die offenliegenden Muskelzellen und Blutgefäße Bakterien aufgenommen werden. Das Komplementsystem schlägt also in diesem Fall zwei Fliegen mit einer Klappe.

Das Komplementsystem sorgt mit für die Blutgerinnung

Angeborene und erworbene Immunität

Freß- und Killerzellen gehören, genauso wie das Komplementsystem, zur angeborenen Immunität, also zu den unspezifischen Abwehrmechanismen. Über diese verfügt der Mensch schon von Geburt an. Die B- und T-Zellen hingegen gehören, genauso wie die Antikörper, zur erworbenen Immunität, also zu den spezifischen Abwehrmechanismen. Diese werden nach der Geburt fortlaufend erworben, vor allem in der Auseinandersetzung mit Keimen. Eine Besonderheit dieser Abwehrmechanismen ist das »Gedächtnis«. Denn dieser Teil des Immunsystems ist in der Lage, Informationen in einem Gedächtnis zu speichern, bei entsprechender Gelegenheit abzurufen und dann angemessen zu handeln. Damit dieses Gedächtnis sich entwickeln kann, braucht der Mensch von Kind an auf jeden Fall die Auseinandersetzung mit Keimen. Ein Kind – und auch später der Erwachsene – sollte also, wie bereits beschrieben, ohne übertriebene Sauberkeitsvorschriften aufwachsen und leben.

Neugeborene haben schon Abwehrmechanismen

Sonst ist sein Immunsystem möglichen Belastungen völlig hilflos ausgeliefert, und möglicherweise ist dieser Mensch auch dafür prädestiniert, ein Karzinom, eine bösartige Krebsgeschwulst, zu bekommen.
Kehren wir kurz zu unserem Gastgeber zurück, so können wir uns diese komplexen Zusammenhänge leicht veranschaulichen. Unser Gastgeber hat sich das oben beschriebene Gedächtnis im Laufe des Lebens erworben, da er mit allen möglichen dunklen Gestalten, den Krankheitserregern, in Kontakt war. Wenn diese Gestalten nun an seiner Tür klingeln und hereingelassen werden, wird unser Gastgeber sicherlich ausrufen: »Ach, die schon wieder.« Er kennt diese dunklen Gesellen von einem ersten, früheren Kontakt und weiß deshalb, wie er mit ihnen umgehen muß. Deshalb ist es auch ein leichtes für ihn, mit ihnen fertig zu werden, denn sie können ihm in den meisten Fällen nichts anhaben. Ausnahmen von dieser Regel gibt es natürlich auch hier, wie wir schon beim Schnupfen gesehen haben.

Die gezielte Abwehr wird nach der Geburt erlernt

Einwirkungen auf das Immunsystem

Wenn wir unser Wissen über den Erwerb bestimmter immunologischer Fähigkeiten, besonders beim Kind, prüfend betrachten, so erstaunt immer wieder die unendlich große Spannbreite der Anpassungsmechanismen des Immunsystems. Die meisten Kinder wachsen mit sehr starken und vielfältigen Belastungen auf, und sie entwickeln sich doch relativ ungestört. Auch wenn sie in enorm umweltbelasteten Regionen, Städten vor allem, geboren werden, wird ihr Immunsystem meist mit den äußeren Einflüssen fertig, von

Das Immunsystem ist sehr anpassungsfähig

gelegentlichen Immunabweichungen, chronischen Ekzemen beispielsweise, abgesehen.
Da die Einwirkungen von außen auf das Immunsystem so komplex und verschiedenartig sind, genauso wie die Abläufe innerhalb des Körpers, lassen sich bis heute noch keine allgemeingültigen Regeln aufstellen, die garantieren würden, daß ein Mensch gesund bleibt und besonders alt wird. Da die Mediziner noch nicht genau wissen, was etwa im Zeitraum von null bis vier Jahren wirklich wichtig ist für das Immunsystem, gibt es keine garantiert sicheren Methoden für Gesundheit und ein langes Leben. Auch hier können wir aber auch wieder sagen, daß übertriebene Hygiene und andere starre Regeln, die das Kind in seiner geistigen und seelischen Entwicklung hemmen, nicht förderlich sind. Auch der frühe und häufige Einsatz von Antibiotika führt zu Störungen der Lernmechanismen des Immunsystems und damit möglicherweise zu Störungen der Haut – Neurodermitis oder Ekzeme beispielsweise.

Antibiotika können bei zu häufigem und frühem Einsatz auch schaden

Nach unserem heutigen Wissensstand über die embryonale Entwicklung und die Zeit danach ist das Immunsystem also ein lernendes System, genau wie unser Gehirn. Die grundsätzlichen Abläufe im Immunsystem und deren Bedeutung können aber noch nicht gänzlich entschlüsselt werden. Die medizinischen Forscher wissen also nicht, welche Informationen wirklich aufgenommen, welche wieder ausgesondert oder als bedeutungslos beiseite geschoben werden. Die Vorstellung, man könnte durch irgendeine Maßnahme eine neue Information, die auch behalten wird, in das Immunsystem einführen, ist einfach zu simpel. Deshalb ist es auch so schwierig, das Immunsystem zu therapieren, die einzelnen Abläufe also zu beeinflussen. Wir können auch einen Eiweißstoff oder eine Blutzelle nicht messen und dann sagen, diese müßte auf eine bestimmte Art verändert werden und hätte dann dementsprechende Ergebnisse. Wir können immer nur im nachhinein Aussagen machen.

Bis jetzt kann das Immunsystem noch nicht gezielt therapiert werden

Man kann die Funktionen des Immunsystems nur ganz unterdrücken, durch die sogenannte Immunsuppression, die beispielsweise bei Organverpflanzungen wichtig ist, damit die körpereigene Abwehr nicht gegen das fremde Organ kämpft und es abstößt. Dem Immunsystem aber etwas Neues beizubringen, dafür fehlen uns noch die Informationen und die Fähigkeiten.

3 Die Abwehr von Krankheitserregern

Unser Immunsystem arbeitet – im Normalfall – mit höchster Präzision. Schon auf der Haut werden Krankheitserreger abgewehrt. Dringt ein Erreger in den Körper ein, hat das Immunsystem auch hier vielfältige Strategien, um mit diesem Eindringling fertig zu werden. Lebensbedrohlich können Erreger dann werden, wenn sie den Körper überschwemmen oder wenn der Eindringling dem Immunsystem völlig unbekannt ist. Die Erreger sind aber nicht grundsätzlich unsere Feinde, wie allgemein in der Schulmedizin diskutiert wird, sondern gehören zur Lebensentfaltung und Lebensbewahrung.

Erreger von Tierkrankheiten sind für Menschen ungefährlich

Die meisten Erreger sind so spezialisiert, daß sie sich auf eine Art von »Wirt«, Menschen oder Tiere, beschränken müssen. Bestimmte »Gäste« bleiben also von vornherein schon draußen vor der Tür: Dies sind Erreger von Tierkrankheiten, Schweinepest zum Beispiel oder Hundestaupe. Sie können also niemals auf den Menschen übergehen und ihn infizieren. Das liegt einfach daran, daß diese Erreger sich so vom menschlichen Gewebe mit seinen Merkmalen unterscheiden, daß sie schon von der ersten Abwehrlinie

des Immunsystems hinausgeworfen werden. Diese Krankheitserreger sind also für den Menschen nicht gefährlich.
Damit auch alle anderen Krankheitserreger für den Menschen nicht gefährlich werden, hat das Immunsystem schon in der Körperhülle, also unserer Haut, einen Schutzmechanismus eingebaut.

Die Haut

Eine gesunde Haut wehrt Bakterien ab

Unsere Haut ist ein komplexes Organ, das wichtige Funktionen im Immunsystem erfüllt. In dieser Körperhülle wimmelt es nur so von T-Zellen, die – wie wir schon gesehen haben – ständig auf der Suche nach Eindringlingen sind. Da diese T-Zellen hauptsächlich als Gedächtniszellen ausgeprägt sind, können sie sofort nachschlagen in ihrem dicken Buch mit dem Titel »Eindringlinge«. Denn dort sind alle Informationen, die sie brauchen, niedergeschrieben. So sind sie sofort gegen alle möglichen Keime gewappnet. Eine unverletzte, intakte Haut ist deshalb der beste Schutz gegen Bakterien. Ein leicht saurer Wasser-Fett-Film auf der Haut, der von Schweiß- und Talgdrüsen produziert wird und zahlreiche Enzyme enthält – hochspezielle Eiweißmoleküle, die die schädlichen Eindringlinge sofort angreifen und vernichten –, hindert die Bakterien daran, sich zu vermehren. Übertriebene Sauberkeitsvorstellungen sind deshalb dem Gleichgewicht der Haut nicht zuträglich, da sie die Schutzschicht behindern oder zerstören können.
Bei Verbrennungen – auch bei Sonnenbrand – oder Schnitt- und Schürfwunden verliert die Haut einen Teil

ihres Schutzes und bietet Eindringlingen damit die Gelegenheit, ins Körperinnere zu gelangen. Besorgt sein müssen wir aber erst dann, wenn Keime direkt ins Blut kommen. So können durch größere Hautwunden schwere und unter Umständen tödliche Infektionen die Folge sein. Dies kann man zum Beispiel bei einem Hundebiß beobachten. Aus der Mundhöhle des Hundes werden Keime in das Wundgebiet verschleppt; dies kann zu gefährlichen Infektionen mit Todesfolge führen.

Keime im Blut können gefährlich sein

Die Schleimhäute

An der Grenze von der Außen- zur Innenwelt hat das Immunsystem einen weiteren Schutzmechanismus in den Schleimhäuten eingebaut. Die Schleimhäute kleiden die Orificien – unsere Körperöffnungen – aus, also Mund, Nase, Ohren, Augen und andere mehr; auch der Magen-Darm-Trakt und die Lungen sind mit Schleimhäuten umkleidet.

Um die komplizierten Abläufe des Immunsystems in diesen Bereichen verständlich zu machen, kehren wir zu unserem Gastgeber zurück. Durch all seine Türen – unsere Körperöffnungen – strömen die unterschiedlichsten Gäste herein. Die Diener müssen genau unterscheiden können, welche Gäste eingelassen werden dürfen und welche sofort wieder hinausgeworfen werden müssen. Diese Aufgabe leisten die Enzyme, die die schädlichen Eindringlinge sofort angreifen und vernichten. Im Mund beispielsweise versammeln sich durch die Nahrung Milliarden von gefährlichen Keimen, die von den hochaktiven Enzymen sofort zerlegt und vernichtet werden.

Die Schleimhäute halten Krankheitserreger ab, bevor sie ins Körperinnere gelangen können

Die Abwehrmechanismen in den Schleimhäuten unterscheiden zudem Bakterien, die Krankheiten verursachen, von den Erregern, die symbiotisch im Körper leben, unter anderem im Darm, in der Mundhöhle oder im Ohr. Sie sind für den Körper nicht gefährlich, sondern erfüllen dort ganz wichtige Aufgaben. Für diese hat unser Gastgeber also Zimmer bereitgestellt, da er weiß, daß diese Bakterien friedlich sind.

Die Bauchhöhle

In bestimmten Zimmern kann unser Gastgeber aber keine Gäste vertragen. Diese Zimmer sind wichtige Körperhöhlen, die absolut keimfrei sein müssen, um funktionieren zu können. Dazu gehört besonders die Bauchhöhle, aber auch das Gehirn, das mit einer Vielzahl von Öffnungen versehen ist, durch die unter gar keinen Umständen Krankheitserreger eindringen dürfen.

Die Bauchhöhle hat keine Abwehrmechanismen und muß deshalb keimfrei sein

Die Bauchhöhle ist das keimfreieste Gebiet des Körpers. Hier wirken Keime tödlich, weil es in der Bauchhöhle keine Abwehrmechanismen gibt. Einer bestimmten Anzahl von Keimen ist die Bauchhöhle aber gewachsen. Sie ist in diesem Fall in der Lage, Keime in einem ausgewogenen Gleichgewicht genauso schnell zu eliminieren, wie sie eindringen, so daß sie keinen Schaden mehr anrichten können.

Da sich gerade in dem feuchten und warmen Klima der Bauchhöhle Keime besonders wohl fühlen, muß eine Bauchfellentzündung, die unter anderem durch Kolibakterien oder Eitererreger hervorgerufen werden kann, sofort behandelt werden, da sie sonst unweigerlich zum Tod führt.

Bei Operationen werden deshalb auch strengste Hygienevorschriften eingehalten, damit Krankheitserreger erst gar nicht in den Körper gelangen können. Denn wenn bei einem operierenden Arzt der Mundschutz verrutscht und er in die offene Bauchhöhle des Patienten ausatmet, kann er diese mit sehr gefährlichen Keimen infizieren. Deshalb sind die vielfältigen Schutzmaßnahmen wie langes Händewaschen, Mundschutz oder Haarnetze dringend erforderlich, um die Gefahr von Infektionen bei einer Operation zu verhindern.

Hygienevorschriften bei einer Operation sind lebensrettend

Eine akute Gefahr für das Leben droht auch bei einer Sepsis, also einer Blutvergiftung. Bei einer Sepsis befinden sich zu viele Bakterien im Blut. Auch hier muß der Patient sofort behandelt werden.

Beim Zähneputzen können wir ähnliches, aber in weit geringerem Umfang beobachten. Wenn wir uns die Zähne putzen, gelangen jedesmal alle Arten Keime der Mundflora ins Blut. Man bürstet sie praktisch durch die Mundschleimhaut hindurch und überwindet damit alle mechanischen Barrieren. Wenn wenige Minuten später Blut aus der Hand abgenommen wird, finden sich dort alle Keime der Mundflora wieder. Aber kein Mensch erkrankt daran, weil der Körper mit der Menge an Keimen, die durch das Zähneputzen ins Blut gelangen, leicht fertig werden kann.

Auch beim Zähneputzen kommen Keime ins Blut – aber das ist völlig ungefährlich

Der Darm

Unsere Entwicklung setzt das Zusammenleben mit Keimen voraus. Wir verstehen sie zu nutzen, um unser Leben zu kräftigen. Werfen wir einen kurzen Blick auf unsere Party, so sehen wir, daß unter den

Gästen sogar einige potentielle Mörder sind. Aber keine Angst. Solange unser Gastgeber friedlich und ausgeglichen ist, die Atmosphäre also stimmt, werden ihm die dunklen Gestalten nichts anhaben können. Zu diesen Gestalten gehören neben vielen anderen die Bakterien in unserem Darm, die uns helfen, das Essen zu verdauen. Dies sind die sogenannten Kolibakterien, die im Grunde gefährliche Krankheiten hervorrufen können, also außerordentlich pathogen sind.

Bakterien im Darm helfen beim Verdauen

Denn wenn diese Bakterien ihre Enzymausstattung ändern, verändern sie damit auch ihre Funktion, verlieren ihre Nützlichkeit für den Darm und können krankheitserregend oder sogar tödlich wirken. Doch da unser Immunsystem das friedliche Zusammenleben mit diesen Keimen im Laufe seiner Entwicklung gelernt hat, können wir mit ihnen leben und sie nutzen.

Eine Familie, die eine gemeinsame Toilette benutzt, teilt alle Keime miteinander, das ist unvermeidlich. Es wäre ein Trugschluß anzunehmen, der Papa hätte eine andere Keimbesiedlung als die Mama. Sie, und auch die Kinder, haben eine identische Keimbesiedlung, die vielleicht in Details ein bißchen voneinander abweicht. Man muß sich klarmachen, daß dies alles Keime sind, die in unserem Darm wachsen und bei 37 Grad optimale Wachstumsbedingungen vorfinden und deshalb höchst virulent sind. Sie haben genügend Wasser und Nährstoffe, und wir leben mit diesen Keimen zusammen und merken im Normalfall nichts davon. Das ist eines der größten Wunder im Immunsystem, diese ständige Keimquelle im Griff zu behalten.

Die heftigste Auseinandersetzung mit Bakterien und Viren findet im Darmtrakt statt. Dort steht eine Oberfläche von einigen Quadratmetern in ständigem engsten Kontakt mit Keimen. Diese wachsen im Darmbereich selbst oder werden von außen mit der Nahrung eingeführt. Natürlich ist die Magensäure dazu geeignet, den größten Teil dieser Keime abzutöten. Die Magensäure ist viel saurer und aggressiver als Essig; sie hat etwa den gleichen Wert wie verdünnte Salzsäure. Die Keime bedrohen uns in unserem Darmtrakt also nicht. So funktioniert die Symbiose zwischen Keimen und Darminhalt selbst bei schweren Darmerkrankungen. Warum dies so ist, ist von der Medizin bis jetzt noch nicht ausreichend geklärt worden.

Die Magensäure reagiert sauer auf pathogene Bakterien

Lange Zeit hatten die Forscher angenommen, zwischen Darminhalt und Bauchhöhle sei eine Art Betonmauer, die alle Keime in sich trägt. Doch seit man mikroskopiert, ist bekannt, daß die Darmwand löchrig ist wie ein Kartoffelsack und daß deshalb jeder Keim durchkommen könnte. Man wußte nur, daß auf der Darmwand viele Lymphknotenpakete sitzen, die weiße Blutkörperchen für die Abwehr enthalten. Dies sind vor allem die sogenannten Freßzellen, die darauf spezialisiert sind, die Erreger im Darmtrakt zu beherrschen. Ebenso gibt es auf dem Darm Nervenzellen, deren Funktion bisher noch unerforscht ist.

Die Darmwand ist löchrig wie ein Kartoffelsack

Wir kennen aus Laborversuchen die grundsätzlichen Mechanismen der Keimbesiedlung (Keimvermehrung, Temperaturabhängigkeit, Abhängigkeit von Wasser). Dies sind aber nur Grundmechanismen, die man im Reagenzglas nachweisen kann. Wie der Darm all diese Vorgänge im einzelnen in den Griff bekommt, welche Rolle dabei die Lymphknoten und die Nervenzellen spielen, welche Informationen dabei weitergegeben werden, wie dieses Gleichgewicht so funktionieren kann, davon hat die medizinische Forschung noch keine genauen Kenntnisse. Da es keine Krankheit gibt, die den Darm als Ursache einer ständigen Quelle von Infektionen der Bauchhöhle oder des Gesamtorganismus ausweist, hat man sich zunächst darauf beschränkt, diese Zusammenhänge nicht weiter zu untersuchen. All diese Fragen zu klären, wäre jedoch eine interessante Forschungsaufgabe.

Eine wichtige Aufgabe des Darms soll hier noch erwähnt werden: Mit der Nahrung gehen auch körperfremde Eiweiße oder deren Bruchstücke durch den Darm. Würden sie unmittelbar ins Blut übernommen, würde der Mensch einen sogenannten anaphylaktischen Schock erleiden – infolge einer allergischen Reaktion auf dieses Eiweiß – und könnte sterben. Der Darm hat also auch beim Eiweiß die Funktion eines Filters, der erkennen muß, was und in welcher Form dem Organismus zuträglich ist.

Der Darm nimmt sich, was er braucht, um die reibungslosen Abläufe im Organismus zu erhalten

Im Darm finden also auch ganz entscheidende Auseinandersetzungen zwischen »eigen« und »fremd« statt, also zwischen körpereigenen und körperfremden Organismen, wobei es eine der Funktionen des Immunsystems ist, immer wieder das Gleichgewicht mit der Umgebung zu suchen. Deshalb ist der Darm der Ort der heftigsten Auseinandersetzungen zwischen Immunsystem und Darminhalt.

Reisen in fremde Länder

Wir können uns auf die kreative Intelligenz unseres Immunsystems verlassen, mit der auch Keime, die dem Immunsystem bisher nicht bekannt sind, nach einer gewissen Zeit der Gewöhnung beherrscht werden. Sonst wären wir völlig hilflos, wenn wir uns, in anderen Ländern beispielsweise, mit den dortigen, völlig fremden Keimen infizieren würden. Wir würden an den Infektionen sterben, aber das geschieht in der Regel nicht. Wenn einige, möglicherweise auch schwere gesundheitliche Störungen überstanden sind, hat das Immunsystem gelernt, mit diesen fremden pathogenen Keimen umzugehen. Nach einiger Zeit in einem fremden Land, zum Beispiel in Indien, kann man die meisten Hygienevorschriften lockern, denn dann ist der Darm so immun gegen die meisten ortstypischen Keime wie der Darm der Einheimischen.

Urlaub – nicht für das Immunsystem

Wenn jemand aus fremden Ländern zurückkommt, hat er eine ganz andere Besiedlung seines Magen-Darm-Traktes, er trägt ganz andere Keime auf seinen Schleimhäuten, ohne daß er deswegen bei der Rückkehr wieder krank würde. Sein Immunsystem hat dazugelernt, es kann nun die altgewohnten wie auch die neuen Keime integrieren oder ausschalten.

Bei all diesen Vorgängen spielt die Intelligenz des Immunsystems eine besondere Rolle. Es gibt Menschen, die zum Beispiel nach Südamerika fahren, alles essen, was die Eingeborenen essen, und sie infizieren sich nicht. Und es gibt andere, die dort einheimische Früchte nur anschauen müssen, und schon bekommen sie Durchfall. Welchen Einfluß dabei persönliche Ängste haben, läßt sich nicht sagen. Hier ist sicher das Gleichgewicht zwischen Keimen und den Abläufen in unserem Immunsystem entscheidend.

Das Immunsystem ist so intelligent, daß es auch auf fremde Keime aktiv reagieren kann

Wenn jemand wüßte, wie dieses Gleichgewicht funktioniert, dann bräuchten wir vor Infektionskrankheiten eigentlich keine Angst mehr zu haben. Trotz der Intelligenz und Kreativität unseres Immunsystems sollte man sich vor einer Reise beim Hausarzt eingehend erkundigen.

Wann können die Abwehrkräfte versagen?

Unser Abwehrsystem gegen Keime ist ideal, solange der Keim keine Stelle im Körper findet, die vom Blutkreislauf abgeschnitten ist oder wo sich Reste von Körperflüssigkeiten sammeln, die vom Blutkreislauf nicht mehr richtig erreicht werden und damit auch nicht von den Abwehrzellen. Dann können Keime dort bei 37 Grad wachsen und sich vermehren; die Keimzahl wird einfach zu hoch, und die körpereigene Abwehr wird dadurch lahmgelegt. Der Körper toleriert dann diese Keime nur deshalb, weil es so viele sind und er ihnen gegenüber völlig hilflos ist. Die Keime können den Körper völlig überschwemmen und den Tod herbeiführen.

Die Lungenpest legt die Abwehr lahm

Ein typisches Beispiel dafür ist die Lungenpest. Mit der Atmung gelangen so viele Keime in die Lunge, daß die Abwehr gelähmt wird und die befallenen Menschen, selbst wenn sie Antibiotika zur Verfügung hätten, innerhalb von ein oder zwei Tagen sterben würden.

Die größte Bedrohung – völlig neue Keime

Solange die Keime eine genetische Ausstattung haben, die uns aus der Entwicklung des Menschen bekannt ist, wie etwa der Pestbazillus, kann dies zwar kurzfristig immer wieder den Tod vieler Menschen bedeuten; die Menschheit als Ganzes aber wäre nicht gefährdet. Wirklich bedrohlich wäre eine völlig neue Art von Keim, die unserer genetischen Ausstattung vollkommen unbekannt ist, die der Körper als neuen Keim überhaupt nicht identifizieren kann, dessen Struktur, Infektionsweg und auch Vermehrung unbekannt ist. Infektionen mit solchen Erregern könnte kein Mensch überleben, weil wir weder in der Wissenschaft noch in unserem Körper irgendwelche Informationen darüber haben, worum es sich handeln könnte. Bei der Pest oder der Tuberkulose handelt es sich hingegen um Erreger, die dem Menschen bekannt sind und bei denen die genetische Ausstattung des Immunsystems in der Lage ist, diese zu bekämpfen.

Solange ein Krankheitserreger nicht völlig unbekannt ist, kann die Menschheit überleben

Antibiotika – Segen oder Fluch?

Um Infektionskrankheiten zu bekämpfen, setzen die Mediziner seit den fünfziger Jahren Antibiotika ein. Niemand kann aber beurteilen, welche Wirkung diese Mittel nach siebzig, achtzig oder hundert Jahren auf die Verbreitung von Bakterien und anderen Mikroorganismen wirklich haben werden. Vielleicht wiederholt sich das, was in der menschlichen Entwicklungsgeschichte schon häufiger passiert ist: Nämlich daß ein vermeintlicher Sieg auf lange Sicht eine Niederlage vorbereitet. So hat sich beispielsweise der Pilzbefall im Mund-Rachen-Raum durch die häufige Einnahme von Antibiotika erhöht. Und Patienten, die nach einer schweren Infektion mit Hilfe von Antibiotika – chemischen Stoffwechselprodukten gegen pathogene Keime – geheilt wurden, können diese unter Umständen mit einer Schwächung ihres

Die langfristigen Folgen von Antibiotika sind noch nicht erforscht

Können Antibiotika wirksam helfen?

Immunsystems bezahlen. So läßt die nächste Infektion nicht lange auf sich warten. Denn diese hochwirksamen Medikamente, die häufig Leben retten, können auch das Immunsystem schwächen. Deshalb sollte man, wenn es nicht lebensnotwendig ist, nicht zu schnell und zu häufig mit Antibiotika behandeln.

Antibiotika nehmen auch an Wirksamkeit ab, weil ihre Entwicklung der Geschwindigkeit, mit der die Erreger ihre Oberflächenstruktur wechseln, nicht mehr folgen kann. So werden die Erreger resistent gegen diese Medikamente. Antibiotika sind ja Stoffe, die in einer bestimmten Weise in den intrazellulären Stoffwechsel der Erreger eingreifen. Die Erreger bilden nun ein Enzym, das die Antibiotika spaltet und damit zu ihrer Unwirksamkeit führt. Erreger finden also Wege, um ihren eigenen Tod zu umgehen. Dieses Phänomen beobachten die medizinischen Forscher immer wieder.

Ein Schachspiel mit offenem Ende

Die Auseinandersetzung zwischen pathogenen, das heißt krankheitserregenden Keimen jeder Art und den Abwehrmechanismen kann deshalb als ein Schachspiel betrachtet werden, bei dem sowohl das körpereigene Immunsystem als auch die Welt der Keime ein hohes Maß an Intelligenz entwickeln. Jeder versucht zu tricksen, um die Mechanismen des anderen zu überwinden und entweder den Keim in Schach zu halten oder aber sich im Organismus ungestört auszubreiten. Der Ausgang dieses »Schachspiels« ist im Grunde genommen offen. Er ist vorübergehend beeinflußt worden durch die Entwicklung von Antibiotika, die dem Immunsystem helfen, mit pathogenen Keimen fertig zu werden. Inzwischen wird in der Medizin aber allgemein akzeptiert, daß dies keine Dauerlösung sein kann.

Antibiotika sind keine Dauerlösung

Die Lösung des Problems, also die nachlassende Wirksamkeit von Antibiotika und die Bedrohung durch bislang völlig unbekannte Krankheitserreger, kann nur durch neue Denkansätze gelingen. Um auch in der Zeit »nach den Antibiotika« mit körperschädigenden Keimen zurechtzukommen, sind neue Wege zu beschreiten, die die genetischen Möglichkeiten des Menschen unter gewandelten Zukunftsaspekten voll ausschöpfen. Eine Möglichkeit wäre die Ausnutzung der körpereigenen Abwehrmechanismen.

Impfungen können nicht alle Erreger ausschalten

Impfungen haben entscheidend dazu beigetragen, daß Infektionskrankheiten im Kindesalter so selten geworden sind. Das früheste Beispiel ist die Pockenimpfung. Schon vor zweihundert Jahren – 1796 – hatte der britische Arzt Edward Jenner (1749–1823) die erste Impfung durchgeführt. Es war ihm aufgefallen, daß Melkerinnen zwangsläufig an Kuhpocken erkrankten, die jedoch völlig harmlos sind. Allerdings waren diese Frauen gegen die für Menschen gefährlichen Pocken immun. Jenner fand so heraus, daß die sogenannte Kuhpockenlymphe als Impfstoff gegen die gefährlichen Pocken immunisiert.

Die sogenannte Kuhpockenlymphe als Impfstoff gegen Pocken

Auch die Kinderlähmung kommt durch die Schluckimpfung inzwischen recht selten vor. Allerdings kann man nicht alle Erreger durch Impfungen bekämpfen.

Nicht alle Erreger kann man durch eine Impfung ausschalten

Und es gibt auch keine hundertprozentigen Garantien. Bei der Grippeimpfung kann zum Beispiel nicht zugesichert werden, daß jeweils wechselnde Viren erfaßt und unschädlich gemacht werden. Das hängt mit der Oberflächenstruktur der Erreger zusammen, die sich ständig wandelt.

Der Körper ist dauernd damit beschäftigt, neue Erreger zu bekämpfen; und alle Impfungen, die wir haben, zielen auf die Erregertypen, die wir schon kennen. Die Erreger sind also den Wissenschaftlern immer einen kleinen Schritt voraus.

Das Immunsystem kann mehr als die Medizin

Alle Fortschritte mit Impfungen und Antibiotika geben uns eigentlich nur ein Gefühl von Scheinsicherheit. Aber weit mehr Möglichkeiten, mit Infektionen fertig zu werden, bieten die Funktionen unseres Immunsystems. Deshalb sollten wir bei allem Fortschritt der Medizin, Infektionen bekämpfen zu können, bescheiden bleiben und sagen, daß das, was der Körper selbst macht, über aller Medizin steht. Denn Antibiotika gehen auch auf Naturstoffe zurück, die von bestimmten Pilzen gebildet werden, um Bakterien abzuwehren. Die Forscher haben diese Naturstoffe nur identifiziert und nachgezüchtet und benutzen sie zur Bekämpfung vieler Erreger.

Stoffe auf den Schleimhäuten lähmen Bakterien

Auch auf unseren Schleimhäuten gibt es Stoffe, die Bakterien lähmen. Dies ist auch ein ganz wichtiger Bestandteil der Abwehrfunktion von Schleimhäuten. Diese Stoffe sind in der Lage, Keime zu kontrollieren, ihre Anzahl gegebenenfalls zu vermindern und in die

Keime selbst einzugreifen und dadurch die Schleimhautoberfläche von schädlichen Keimen frei zu halten. Die Forscher können diese Stoffe inzwischen isolieren und hoffen, damit eine neue Art von Antibiotika entwickeln zu können. Vorerst bleibt dies aber wohl wirklich nur eine Hoffnung.

Das Immunsystem ist schlauer als die Medizin

Denn bei aller Forschung, bei allen sicher notwendigen Erkenntnissen müssen sich die Mediziner darüber im klaren sein, daß sie unserem Immunsystem nur helfen können, das Leben zu bewahren. Die Forscher haben in den letzten Jahrzehnten erkannt, daß starke Medikamente – beispielsweise Antibiotika und Zytostatika – auch das natürliche Gleichgewicht des Immunsystems stören können und von daher das Ziel der Therapie, die Heilung des Patienten, unter Umständen nicht erreicht werden kann.

4 Immunkrankheiten

Solange wir gesund sind, spüren wir die Arbeit unseres Immunsystems nicht. Die einzelnen Zellen sorgen in einem faszinierenden Zusammenspiel für eine harmonische Ordnung. Dringt aber ein unverträglicher Gast ein, reagiert das Immunsystem darauf, indem es den Erreger außer Gefecht setzt. Wie diese Auseinandersetzung in unserem Innern aussehen kann, wird in diesem Kapitel beschrieben, das Wesentliches über Immunkrankheiten wie Erkältungen, Grippe, Hautkrankheiten, Allergien und Asthma darstellt.

Das Immunsystem kann bei neuen Erfahrungen auch außer Kontrolle geraten

Bei den Funktionen des Immunsystems ist vieles, was innerhalb des Körpers abläuft, vorgegeben; auch bestimmte Einwirkungen von außen können integriert werden, andere wiederum nicht. Deshalb ist Vorsicht geboten mit neuen Erfahrungen, die dem Immunsystem zugemutet werden. Alles, was das System an Einwirkungen oder Vorgängen nicht kennt, was es nicht integrieren kann – oder auch nicht will –, kann dazu führen, daß es außer Kontrolle gerät, daß es nicht »friedlich bleibt«, kurz: daß der Mensch krank wird. Ein typisches Beispiel dafür ist eine Infektion. Wenn es dazu kommt, macht der Körper eine neue Erfahrung: Ein Fremdkörper ist eingedrungen, der nicht toleriert werden kann, auf den das Immunsystem reagieren muß, um ihn wieder zu entfernen. Dieser Eindringling ist wie ein »unverträglicher Gast« im Körper.

Die Harmonie im Immunsystem ist wichtig für die Gesundheit

Für das Immunsystem ist wichtig, daß seine Zellen als tragende Bestandteile, als einzelne Individuen sozusagen, miteinander harmonieren. Aus diesem Grunde sind gezielte Eingriffe in das Immunsystem auch so schwierig. Die Gefahr, daß die Harmonie des Systems – mit unabsehbaren Risiken – gestört wird, ist sehr groß.

Das Zufallsprinzip spielt hier sicher eine wesentliche Rolle. Wie jeder einzelne, ob im Alltag, auf einer Gesellschaft oder im Beruf, oft nicht weiß, was auf ihn zukommt, so gibt es auch für das Immunsystem Unwägbarkeiten, bei denen eines allerdings sicher ist: Zellen mit einer bestimmten Struktur, mit einem bestimmten Bauplan, mit bestimmten Oberflächenmerkmalen, werden vom System als »eigen« oder »fremd« erkannt.

Erkältung

Eine Erkältung ist eine Immunkrankheit, die durch das Eindringen eines Virus in den Körper ausgelöst wird. Es gibt mehr als zweihundert Virusarten, die Schnupfen, Husten oder einen grippalen Infekt auslösen können.

Verschiedenste Virusarten können eine Erkältung auslösen

Da die Viren ständig ihre Hülle ändern, muß das Immunsystem sich immer wieder neu auf diese Eindringlinge einstellen – ähnlich wie bei unserer Party, bei der es dunkle Gestalten immer wieder schaffen, dank verschiedener Masken ins Haus zu gelangen.

Husten und Schnupfen beispielsweise entstehen durch diese Viren, aber die Auswirkungen, die wir ver-

spüren, werden vermittelt durch das Immunsystem, das sich gegen diese Viren wehrt. Das, was wir bei einer Erkältung empfinden, sind also die Abwehrreaktionen des Körpers gegen diese Viren.
Behandelt werden sollten Erkältungen oder auch eine richtige Grippe, solange sie nicht in irgendeiner Form lebensbedrohlich werden, im Grunde genommen wie vor hundert Jahren. Das heißt also, daß diese Krankheiten mit Hausmitteln am besten in den Griff zu bekommen sind: warmes Salzwasser zum Gurgeln und Schnupfen, Tees, Dämpfe der verschiedensten Art, Einreibungen. Kindern sollte zusätzlich verstärkt das Gefühl mütterlicher oder elterlicher Liebe vermittelt werden, um Erkältungen problemlos zu überstehen.

Bei einer Erkältung: Ruhe bewahren und Tee trinken

Es ist sicher falsch, bei diesen Krankheiten gleich Antibiotika zu geben, also zu massiv zu behandeln, solange keine Komplikationen auftreten. Fiebersenkende Mittel sind wichtig, gut und wirksam, auch Homöopathika, alle Medikamente eben, die dem Immunsystem wieder zum Gleichgewicht verhelfen, dazu vitaminreiche Kost und Vitamine überhaupt.

Grippe und grippaler Infekt

Eine Grippe wird verursacht durch ein ganz spezifisches Grippevirus, das im allgemeinen weltweit vorkommt und übertragbar ist. Gefährlich kann eine Grippe dann werden, wenn eine bakterielle Infektion hinzukommt, die sich von den Atemwegen bis in die Lungen ausbreiten kann. Eine Bronchitis oder Lungenentzündung kann die Folge sein. Gefährdet sind hier vor allem kleine Kinder oder auch kranke und ältere

Menschen. In diesem Stadium ist eine sorgfältige medizinische Überwachung dringend erforderlich.

Impfung gegen Grippe ist bei gefährdeten Menschen sinnvoll

Eine Grippe hat nichts zu tun mit der sogenannten Erkältung, dem grippalen Infekt, die meist vergleichsweise harmlos und nur bei wirklich gefährdeten Menschen – Alten, Kranken, Verhungernden – lebensbedrohlich verläuft. Gefährdete Menschen sollten sich auf jeden Fall gegen Grippe impfen lassen. Das Immunsystem wird dadurch schneller und leichter mit dem Grippevirus fertig.

Grippeviren wie auch Erreger des grippalen Infekts lösen zunächst einmal eine Immunreaktion aus. Alle Krankheitsanzeichen, die wir in diesem Zusammenhang spüren, sind also nicht eine direkte Folge des Virus, sondern eine Reaktion des Immunsystems, das massiv arbeiten muß, um diese Viren aus dem Körper zu entfernen. Fieber wird also nur indirekt durch das Grippevirus, direkt dagegen vom Immunsystem ausgelöst. Und eine überstandene Grippe hinterläßt einen bleibenden Eindruck im Immunsystem. Wenn dasselbe Virus einen Menschen also noch einmal überfällt, kann es ihm nichts mehr anhaben. Allerdings ändern die Viren, wie oben schon angesprochen, so schnell ihre Hülle, daß man unmittelbar nach überstandenem Infekt durchaus neu von einem veränderten Virus infiziert werden kann.

Grippeviren ändern ihr Outfit und haben dadurch leichtes Spiel

Das Immunsystem selbst können wir allerdings nicht behandeln. Deshalb zielt jede Therapie immer auf das Virus speziell ab, denn die Reaktion des Immunsystems können wir nicht verhindern. Am einfachsten wäre es, auf das System einzuwirken, zu versuchen, ihm »beizubringen«, daß es nicht tätig werden müsse. Das wäre aber nur durch eine massive Immunsuppression möglich und besonders gefährlich, denn

dadurch könnten Krankheiten entstehen, die zum Tode führen, weil das ganze Immunsystem lahmgelegt ist.
Medizinisch zu behandeln ist das Immunsystem also nicht, aber es kann über unser Bewußtsein und unsere Stimmungen positiv oder negativ beeinflußt werden.

Hautkrankheiten

Die Haut ist ein Spiegel der Seele

Unsere Haut ist das Organ, das am deutlichsten unser Bewußtsein, unseren seelischen Zustand und unser *dunkles Selbst* widerspiegelt. Warzen, Akne, auch Neurodermitis sind Beispiele dafür.
Neurodermitis ist sicher auch eine Autoimmunerkrankung, die sehr schnell auftreten kann, als Zeichen dafür, daß unsere weißen Blutkörperchen an bestimmte Strukturen, bestimmte Zellen in der Haut nicht gewöhnt sind. Aber diese Krankheit ist wesentlich auch durch seelische Impulse vermittelt. Wenn ein Kind mit Neurodermitis also das Gefühl hat, daß es behütet aufgehoben ist bei seiner Familie, dann neigt Neurodermitis dazu, zu verschwinden. Wenn das Kind aber unglücklich ist, dann »blüht« die Neurodermitis wieder auf.

Hautkrankheiten werden durch seelische Impulse ausgelöst

Ähnliche Zusammenhänge zwischen Seele und Körper gibt es bei Warzen, Akne und vielen anderen Hautkrankheiten, wobei die Ursache dieser Krankheiten bis heute eigentlich ungeklärt ist. Man kann sie diagnostizieren, man kann zum Beispiel auch sagen, daß Menschen mit einer besonders hellen Haut, wenn sie in die Sonne gehen, eher Hautkrankheiten bekommen. Aber das sind mechanische Folgen. Die-

Melaninmangel führt zu Sonnenbrand

se Menschen haben wenig Melanin, einen Lichtschutzstoff, in ihrer Haut und können sich deshalb innerhalb von Minuten einen ganz schweren Sonnenbrand zuziehen – im Gegensatz zu Menschen mit einer dunkleren Haut, die mehr Melanin haben.
Vielleicht ist die helle Haut, der helle Hauttypus, mit unserem Immunsystem ganz gut vergleichbar: Wenn ein Kind geboren wird, weiß man nicht, ob es eine besonders helle Haut hat oder nicht; sie ist erst einmal rot. Man weiß auch nicht im Einzelfall, ob es wirklich durch Sonnenbrand gefährdet ist oder nicht. Es gibt auch Menschen mit sehr heller Haut, die gar nicht sonnenempfindlich sind und die Sonne eigentlich ganz gut tolerieren, weil sie sehr schnell Melanin bilden. Das Immunsystem ist im Grunde etwas ganz Ähnliches: Eine bestimmte Anlage ist schon beim Kind vorgegeben, aber es ist sehr schwer vorauszusagen, wie das Immunsystem mit den vielfältigen Herausforderungen umgeht.
Das Phänomen dermatologischer Krankheiten ist bis heute ungeklärt. Vielleicht zeigen sie Emotionen in uns an, gegen die sich unser Bewußtsein wehrt. Der Zusammenhang zwischen psychischer Befindlichkeit und der Krankheit ist bei Hautkrankheiten in jedem Fall viel stärker als bei anderen Krankheiten.

Allergien

Allergien sind Immunkrankheiten; sie werden durch verschiedene und verschiedenartige Stoffe ausgelöst,

- die man im Magen-Darm-Trakt aufnimmt,
- die auf die Haut auftreffen,
- die eingeatmet werden,

- die eingespritzt werden,
- die in irgendeiner anderen Art und Weise mit dem Körper in Berührung kommen.

Allergien können durch verschiedene Stoffe ausgelöst werden

Die Ursache von Allergien ist noch nicht richtig geklärt; ausgelöst werden sie durch bestimmte Stoffe, die an sich völlig harmlos sind, auf die das Immunsystem aber sofort mit ganzer Kraft reagiert. Alles, was bei einer Allergie passiert, ist eine Reaktion des Immunsystems. Der Stoff als solcher spielt keine Rolle, der ist austauschbar.

Es gibt Allergien

- durch Quecksilber im Gebiß,
- auf Nahrungsstoffe,
- auf Obst,
- auf viele chemische Stoffe,
- auf Arzneimittel,
- auf Staub verschiedenster Art,
- auf tierische Produkte und vieles andere mehr.

Allergien nehmen zu, aber die Ursache der Erkrankung bleibt weiter im dunkeln

Allergien nehmen zu, aber wir wissen nicht, warum. Möglicherweise hängt das, teilweise zumindest, mit der Verbreitung chemischer Produkte zusammen. Da jedes Jahr Hunderttausende von Stoffen neu synthetisiert, also durch chemische Verbindungen künstlich hergestellt und in die Luft abgegeben werden, über deren biologische Folgen kein Mensch ein gesichertes Wissen hat, ist es durchaus denkbar, daß deshalb auch Allergien zunehmen. Man kann bei einzelnen Menschen feststellen, gegen welche Stoffe sie allergisch sind. Aber wir wissen nicht, warum der einzelne auf diese oder jene Substanz allergisch reagiert – kurzfristig, über längere Zeit, begrenzt, oder warum andere Menschen gar nicht reagieren.

Die Medizin beschreibt durchaus erfolgreich all diese verschiedenen allergischen Erkrankungen und bemüht sich, den Ursachen näher zu kommen. Aber warum allergische Reaktionen innerhalb von Sekunden ablaufen, und warum sie so vielfältig in Erscheinung treten, das ist im einzelnen unbekannt.

Nehmen wir das Beispiel eines Mannes, der ein Medikament gegen eine bakterielle Entzündung der Blase einnimmt und plötzlich eine ganz seltene Krankheit bekommt, bei der sich die Haut abhebt und an der man sterben kann – ähnlich wie bei schwersten Verbrennungen. Die Krankheitserscheinungen breiten sich über den ganzen Körper aus. Die Behandlung in einer Hautklinik bleibt erfolglos; bis der Mann eines Tages auf die Idee kommt, das Medikament gegen seine Blasenentzündung abzusetzen. Wenig später ist er von der lebensbedrohenden Hautkrankheit befreit.

Die meisten Allergien sind sicher harmloser. Gleichwohl wird immer wieder die Frage diskutiert, ob nicht Autoimmunerkrankungen auch auf eine bestimmte Form einer allergischen Reaktion zurückzuführen sein könnten, möglicherweise sogar alle Autoimmunerkrankungen.

Wenn Pollen fliegen, haben Allergien Hochkonjunktur

Zu den »harmloseren«, sprich: nicht lebensbedrohenden allergischen Erscheinungen gehört die weitverbreitete Pollenallergie. Immer mehr Menschen leiden unter dem sogenannten Heuschnupfen, und das jedes Frühjahr. Dagegen sind Medikamente entwickelt worden, die die Symptome oft erfolgreich behandeln; aber es gelingt nicht immer. Auch wird versucht, durch eine chronische Zufuhr von wenigen Pollen die Betroffenen zu desensibilisieren, indem man durch eine stufenweise gesteigerte Zufuhr des Reizstoffes, der die Allergie verursacht hat, die allergische Reaktionsbereitschaft schwächt oder ganz aufhebt. Man will damit eine neue Erfahrung in das Immunsystem einführen, die signalisiert, daß diese Pollen nicht bedrohlich sind, daß sich das System gewissermaßen daran gewöhnen kann. Das funktioniert vielleicht bei zwanzig bis fünfundzwanzig Prozent der Betroffenen. Zudem kann man versuchen, mit Cortison zu helfen. Aber das ist nicht immer wirksam. Cortison hilft zwar kurzfristig, heilt aber nicht, sondern kuriert nur ein Symptom. Das einzige, was wirklich hilft, ist, in den kritischen Jahreszeiten nicht dorthin zu fahren, wo Pollen fliegen. Für viele der Betroffenen ist das leider nicht möglich.

Cortison hilft zwar kurzfristig, heilt aber nicht

Auch bei vielen anderen Allergieformen – Katzen-, Hunde-, Vogelallergien und andere mehr – kann den Betroffenen wirklich wirksam nur dadurch geholfen werden, indem sie die auslösende Ursache meiden, also Katzen, Hunde, Vögel.

Wahrscheinlich müssen wir uns bei dem so weitgefächerten und vielschichtigen Komplex der Allergien damit abfinden, daß das Immunsystem, genau wie unser Gehirn, eine Entwicklung durchmacht. Die Meilensteine dieser Entwicklung – und ihren Verlauf – kann man beim Immunsystem genausowenig erklären wie beim Gehirn. Es gibt zum Beispiel Menschen, die im Alter furchtbar böse, und es gibt andere, die mit zunehmender Lebenserwartung weise und milde werden.

Allergien können plötzlich verschwinden

Genauso ist es mit unserem Immunsystem. Warum diese Allergien plötzlich auftreten und unter Umständen auch wieder verschwinden, dafür gibt es noch keine gesicherten Erkenntnisse.

Da heute schnelle Ergebnisse und Erfolge gefordert werden, kann ein Mediziner nicht mehr sagen: »Ich beobachte einen Menschen zwanzig Jahre lang und erfahre dadurch viel über die psychischen und physischen Hintergründe einer chronischen Erkrankung.« Darüber hinaus ist die Pharmaindustrie an solchen Erhebungen auch nicht interessiert, denn sie will ihre Medikamente möglichst schnell auf den Markt bringen. Dabei wären dies für die Entwicklung der menschlichen Gesellschaft insgesamt sehr wichtige Forschungsthemen: zu ergründen, was sich im Laufe eines Lebens im Menschen wirklich verändert und in welche Richtung diese Entwicklung geht.

Vielleicht könnte man dann auch die Frage eher beantworten, ob möglicherweise Krebskrankheiten nichts anderes sind als sozusagen allergische Reaktionen der Gefäßinnenwand, die ähnlich sensibel für psychische Befindlichkeiten ist wie die Haut. Auch die Gefäßinnenwand ist gewissermaßen ein Stückchen Haut.

Haben Krebskrankheiten ihren Ursprung in einer allergischen Reaktion?

Möglicherweise sind Allergien die Ursache vieler unserer Krankheiten, eben auch von Gefäßkrankheiten oder sogar von Karzinomen. Darüber weiß die medizinische Forschung noch zuwenig. Vielleicht löst eine chronische Allergie ein Karzinom aus. Das würde vieles erklären. Es gibt zum Beispiel Menschen, die ihr Leben lang rauchen und kein Lungenkarzinom bekommen; sie sterben an etwas anderem, aber nicht an Gefäßkrankheiten. Andere wiederum, selbst Nichtraucher, die nur irgendwo »mitrauchen« müssen, bekommen Krebs, weil bei ihnen die ständige Rauchzufuhr allergische Reaktionen auslöst, durch die indirekt ein Lungenkarzinom entsteht. Allergien sind also ein besonders unergründlicher Teil des *dunklen Selbst* in uns.

Die Symptome kann man behandeln, den Ursachen können Betroffene – sehr bedingt und auch nur, soweit bekannt – aus dem Wege gehen. Der eigentliche Hintergrund der vielfältigen Krankheitsformen aber, ihr Entstehen, ihr individuell unterschiedlicher Verlauf, ihre verschiedenartigen Auswirkungen, sind und bleiben vorerst noch unbekannt und nicht behandelbar. Das müssen wir akzeptieren als ein Problem, das den Betroffenen schicksalhaft mit auf den Weg gegeben worden ist und mit dem sie immer dann am besten fertig werden, wenn sie es nicht zum Mittelpunkt ihres Lebens machen. Auch hier ist dem Menschen am wirksamsten geholfen, der im Einklang mit sich selbst lebt.

Die Krankheit nicht zum Mittelpunkt des Lebens machen

Asthma

Asthma ist im Grunde genommen nichts anderes als eine allergische Reaktion der Lunge. Wenn man ein bestimmtes Allergen einatmet, beispielsweise Pollen, Hausstaub, Tierhaarpartikel, wird der Botenstoff Histamin freigesetzt, so daß sich die Atemwege verkrampfen können.

Asthma – eine allergische Reaktion der Lunge

Auch Asthma ist etwas, was unerklärlicherweise auftreten und ebenso unerklärlicherweise wieder verschwinden kann. Wir können es durch unser Bewußtsein, unseren Willen nicht beeinflussen. Auch eine Psychoanalyse kann hier nicht der allein heilende Königsweg sein.

Es gibt ein festgelegtes medizinisches Vorgehen. Asthma ist ja ein dramatisches Geschehen. Da ist geforscht worden, da sind Medikamente entwickelt worden.

Die meisten Medikamente, wie beispielsweise Cortison oder Adrenalin und dessen Abkömmlinge, wirken allerdings rein symptomatisch und haben keinen Einfluß auf den ursächlichen Krankheitsprozeß. Sie können im akuten Asthmaanfall das Leben bewahren. Sie befreien den Patienten aber nicht vor der Angst vor dem nächsten Anfall.

Vermutlich wird das Asthmaproblem in den nächsten zwanzig, dreißig Jahren gelöst sein, zumindest so weit, daß lebensbedrohende Zustände nicht mehr auftreten.

Asthma kann plötzlich aus unerklärlichen Gründen verschwinden

Vorerst wird es noch so bleiben, daß Menschen drei Jahre Asthma haben, und dann ist es plötzlich weg, oder daß andere fast zu Tode kommen und die Krankheit dann doch plötzlich verschwindet – oder auch nicht, sie behalten sie bis an ihr Lebensende.

Auch hier gilt, was auf das Immunsystem insgesamt zutrifft: Es gibt kein Ursache-Wirkung-Verhältnis. Und eine ausgeglichene, an den eigenen Bedürfnissen orientierte Lebensweise ist immer noch der beste Schutz.

5 Autoimmunkrankheiten

Allen Autoimmunkrankheiten liegt ein verhängnisvoller Irrtum des Immunsystems zugrunde: Antikörper – allgemein die stärkste Stütze des körpereigenen Abwehrsystems gegen Fremdfaktoren, die in den Körper eingedrungen sind und sich dort ausbreiten wollen – greifen aggressiv körpereigenes Gewebe an; Organe, die aus diesem Gewebe bestehen, werden vom Immunsystem behandelt, als wären sie krankheitserregende Eindringlinge von außen, die abgestoßen, die zerstört werden müssen.

Ein folgenschwerer Irrtum: Das Immunsystem greift eigene Zellen und Organe an

Es gibt viele Erreger, die uns nicht töten, die auch keine giftigen Wirkungen auf die Zellen oder das umliegende Gewebe haben. Tödlich ist vielmehr in einigen Fällen die Immunreaktion, wie wir schon beim Hepatitis-C-Virus gesehen haben. Hier versagt der Mechanismus, den wir zu Anfang als einen wesentlichen Baustein im Immunsystem kennengelernt haben: die Unterscheidung zwischen »eigen« und »fremd«. Das Immunsystem greift körpereigene Zellen und Organe an.
Ob die Viren während der Autoimmunkrankheit noch aktiv sind oder ob sie »nur« eine falsche Information in das Immunsystem einfügen, ist bislang nicht geklärt. Es ist aber nicht so wichtig, denn das Resultat ist in jedem Fall das gleiche.

Virusinfektionen als Auslöser für Autoimmunkrankheiten

Über die Entstehung der Autoimmunerkrankungen gibt es bisher nur Hypothesen. Eine dieser Hypothesen ist – wie schon erwähnt –, daß die Erkrankung durch eine Virusinfektion hervorgerufen wird, die an irgendeiner Stelle des Körpers sitzen kann und entsprechende Veränderungen auslöst.

Das Hepatitis-C-Virus löst eine Autoimmunreaktion im Körper aus

Es gibt ähnliche Phänomene in anderen Organgebieten: Viren, von denen man weiß, daß sie für sich genommen völlig harmlos sind und die doch Organzerstörungen verursachen. Das Hepatitis-C-Virus zum Beispiel wächst wie viele andere Viren in unserem Körper innerhalb der Leber, eigentlich ohne irgendwelche Auswirkungen, aber es bewirkt die Mobilisierung des Immunsystems gegen die Leber. Das Virus wird also nicht direkt bekämpft, sondern löst Folgen im Immunsystem aus, die zu falschen Informationen führen. Bestimmte Leberzellen oder bestimmte Oberflächenmerkmale auf den Leberzellen werden als »fremd« angesehen und müssen bekämpft und vernichtet werden, nicht anders, als es bei allen transplantierten Fremdorganen der Fall ist. Deshalb führen diese Viren indirekt dazu, daß das Immunsystem ohne Rücksicht auf den Gesamtorganismus dieses Organ bekämpft und am Ende zerstört.

Ein Hepatitis-C-Erreger tötet den Menschen also nicht – wie etwa ein Hepatitis-B- oder -A-Erreger durch ein Leberzerfallskoma –, sondern setzt sich im Körper fest und gibt dadurch dem Immunsystem falsche Informationen, durch die eine Leberzirrhose entwickelt wird, bei der die Leber zunehmend ihre Arbeitsfähigkeit verliert und sich selbst vergiftet; die Leberzirrhose kann nur in Ausnahmefällen geheilt werden. Der Hepatitis-C-Erreger ist unter den Viren keine Ausnahmeerscheinung, er ist wahrscheinlich ein ganz typischer Vertreter seiner Gattung: Er ist nicht direkt wirksam, sondern nur indirekt über eine Mobilisierung des Immunsystems.

Hier haben wir wieder ein Beispiel für das *dunkle Selbst* in uns: Das Immunsystem handelt nach den in ihm selbst gespeicherten Informationen. Seine Aufgabe, die Bewahrung unseres inneren Gleichgewichts, erfüllt es mit teils angeborenen, teils erworbenen Fähigkeiten. Und wenn eine falsche Information – durch ein Virus, ein Medikament oder einen Umweltgiftstoff – in den Informationsbestand eingeführt wird, dann handelt es in letzter Konsequenz gegen die Interessen des Gesamtorganismus. Denn so wie auch das Gehirn den Menschen in seiner Lebensentfaltung hemmen oder zum Beispiel bei einer Psychose zerstören kann, weil es auf eine bestimmte – negative – Idee fixiert ist, so kann auch das Immunsystem aufgrund einer falschen Information den Gesamtorganismus zerstören.

Eine falsche Information mit fatalen Folgen

Etwa vierzig Autoimmunkrankheiten sind derzeit bekannt, unter anderem: chronische Polyarthritis (Gelenkrheuma, das im Rahmen der Autoimmunkrankheiten am häufigsten vorkommt), Hoshimoto (eine Schilddrüsen-Erkrankung), Colitis ulcerosa (chronische Entzündungen des Mast- und Dickdarms), Multiple Sklerose (Autoimmunleiden, das zu neurologischen Schäden führt), Lupus (Haut- und Organkrankheit), Myasthenie (Muskelschwäche), Myositis (Muskelentzündung), Uveitis (Entzündung der mittleren Augenhaut), Pemphigus (blasenbildende Hauterkrankung), Perniziosa (Vitamin-B-Mangelanämie),

Die bekanntesten Autoimmunkrankheiten

Nephritis (Nierenentzündung) oder Postmyokard-Infarkt (Lungenentzündung mit blutigem Auswurf).

Bei keiner der Autoimmunerkrankungen gibt es bisher gesicherte Erkenntnisse, inwieweit noch lebende und aktive Viren, die möglicherweise ins Genom, in unsere Erbanlage, integriert sind, bei der Entstehung der jeweiligen Krankheit eine Rolle spielen.

Ist ein Virus verantwortlich für Autoimmunkrankheiten?

Entsprechende Vermutungen in der Forschung nehmen allerdings zu; der Beweis mit einem lebenden Virus jedoch, welches ursächlich für auftretende Schädigungen verantwortlich sein könnte, ist noch nicht gelungen.

Wahrscheinlich aber sind Autoimmunerkrankungen auf ganz frühe Erfahrungen des Immunsystems zurückzuführen, bei denen die Effektorzellen (sie unterscheiden zwischen körpereigenen und körperfremden Erregern) in den ersten Lebensmonaten etwas Falsches gelernt haben. In dieser sensiblen Frühphase des Lebens genügt eine winzige Abweichung von der strengen Trennung zwischen »körpereigen« und »körperfremd«, um eine Autoimmunkrankheit auszulösen.

Zu den selteneren, aber besonders bedrohlichen Autoimmunerkrankungen gehören die Multiple Sklerose (MS) und der Lupus.

Multiple Sklerose

Weiße Blutkörperchen greifen das Gehirn an

Multiple Sklerose, kurz MS, ist ein Autoimmunleiden, das das Gleichgewicht innerhalb des Immunsystems stört: Weiße Blutkörperchen werden im Übermaß produziert, greifen das Gehirn an und verursachen irreparable neurologische Schäden. Die Krankheit ist heimtückisch. Oft »schlummert« sie seit frühester Jugend im Körper des Betroffenen, meldet sich in der Pubertät mit ersten, flüchtigen Symptomen und bricht erst später – häufig zwischen dem zwanzigsten und dreißigsten Lebensjahr – voll aus. Schübe mit Lähmungserscheinungen in Armen und Beinen, Taubheit der Hände, Atemschwierigkeiten, Gleichgewichtsstörungen, Müdigkeit, Sprechhemmungen, Durchfall und andere Symptome treten in immer kürzeren Abständen auf und können bis zur völligen Bewegungslosigkeit führen.

Seelische Ausgeglichenheit kann die Heilung fördern

Meist machen sich diese Schübe bemerkbar, wenn die Betroffenen Probleme haben, wenn sie sich in kritischen Situationen befinden. Das heißt aber nicht, daß solche Probleme zu den Krankheitserscheinungen führen müssen; die Krankheit war schon vorher vorhanden. Besonders psychische oder physische Belastungen aber können dazu beitragen, daß die Multiple Sklerose offen und verstärkt ausbricht.

Neurologische Schäden – Schädigungen des Gehirns –, die von der Autoimmunkrankheit Multiple Sklerose verursacht werden, sind derzeit noch nicht heilbar. Behandelt werden können aber, mehr oder weniger erfolgreich, die Symptome der Krankheit, um die Auswirkungen der Schübe zu mildern. Hier werden unter anderem folgende Medikamente eingesetzt: Cortison, Azathrioprin, Beta-Interferon, Cladribin, Copolymer-1, Leflunomed, Lenomid, Mitoxantron.

Ein neues Medikament

Als Multiple-Sklerose-Betroffener vertrete ich seit Jahren die Meinung, daß jede Behandlung darauf abzielen muß, die Autoimmunkrankheit zum Stillstand zu bringen, um zu verhindern, daß den Patienten im fortgeschrittenen MS-Stadium nur noch der Rollstuhl bleibt. Das von der japanischen Firma Nippon Kayaku entwickelte Präparat Deoxyspergualin (DSG), das erfolgreich eingesetzt wird, um Organabstoßungen nach Transplantationen zu vermeiden, brachte mich auf den Gedanken, daß Haut und Gehirn aus demselben ektodermalen Keimblatt stammen, der äußeren Schicht der noch wenig differenzierten Zelle beim werdenden Kind. DSG könnte also auch die Abwehr meines Immunsystems gegen mein Gehirn stoppen und dazu führen, daß das Immunsystem mein Gehirn toleriert. Selbstversuche mit DSG bestätigten meine Hypothese, die inzwischen durch jahrelange erfolgreiche Behandlungen vieler MS-Patienten mit Deoxyspergualin auch bewiesen ist. Besonders im Frühstadium kann mit DSG verhindert werden, daß die Krankheit weiter fortschreitet; in diesem Stadium konnten Patienten auch geheilt werden.

Heilung durch ein neues Medikament

Die Schwierigkeit bei der Behandlung von Multipler Sklerose ist, daß wir eigentlich mit zwei weitgehend unbekannten Organsystemen umgehen: mit dem Immunsystem und dem durch die Krankheit ebenfalls beeinträchtigten Gehirn. Unser Bewußtsein also und ein nicht zugänglicher Teil unseres *dunklen Selbst* sind gleichermaßen betroffen, zwei noch nicht zur Genüge erforschte Gebiete, für deren Behandlung es mithin keine Formel gibt.

Bei Hautkrankheiten ist die Behandlung viel einfacher. Da sieht man, ob sich etwas verbessert oder verschlechtert. Wenn bei einem Lupus-erythematodes-Patienten innere Organe in Mitleidenschaft gezogen werden (Nieren, Lunge, Herz), dann sind diese Organe bekannt, also erfaßbar, sie haben nichts Geheimnisvolles. Bei Schäden, die durch MS im Gehirn oder im Rückenmark verursacht werden, kann man dagegen nichts sehen, nichts erfassen. Der Patient spürt nur die Auswirkungen – und oft erst dann, wenn es zu spät ist.

Die Ursache der Multiplen Sklerose liegt im dunkeln

Dieses »Unfaßbare«, das Geheimnisvolle der Multiplen Sklerose, macht es auch so schwierig, Anhaltspunkte dafür zu finden, wie sie entsteht, wann und unter welchen Umständen ein Mensch für die Krankheit anfällig ist, ob sie möglicherweise vererbbar ist. Statistisch kann in diesem Fall nichts ausgesagt werden. Es gibt »MS-Familien«, bei denen ein Virus ins Genom integriert ist, bei denen also Großmutter, Mutter, Tochter, Enkelkind und Urenkel eine MS entwickeln. Das ins Genom integrierte Virus würde dann in bestimmten Wachstumsphasen wirksam.

Die Frage, ob ein solches Geschehen nicht bei allen Patienten denkbar wäre, die eine Autoimmunerkrankung entwickeln, ist sicher nicht unberechtigt. Denn die Virushypothese wird nicht dadurch widerlegt, daß bei keinem Menschen bisher ein lebendes Virus zum Beispiel im Hirngewebe oder bei einer rheumatoiden Arthritis nachgewiesen worden ist. Es kann trotzdem ins Genom integriert sein, nur zu ganz bestimmten Zeiten »an- und abgeschaltet« werden und dann wieder im Genom ruhen – bis zur nächsten Generation.

Ist ein Virus für Autoimmunkrankheiten verantwortlich?

Wahrscheinlich spielen bei vielen Autoimmunerkrankten Viren beim Entstehen der Krankheit eine wichtige Rolle, zu bestimmten Zeiten, möglicherweise schon in der frühesten Kindheit. Die geistige und körperliche Entwicklung eines Säuglings verläuft nicht gleichförmig; er kann sich zum Beispiel über sechs

Wochen scheinbar friedlich und ungestört entwickeln, dann unleidlich, manchmal sogar krank werden. Diese Phasen, in denen er unleidlich ist, vielleicht sogar eine Krankheit bekommt, sind allerdings kritische Phasen. Wenn in dieser Zeit eine solche Viruserkrankung den Organismus trifft und vom Immunsystem bewältigt werden muß, dann kann es sein, daß Irritationen auftreten. Deshalb ist es wohl so, daß zwar alle Menschen unter dem gleichen Viren-Risiko leben, aber da nur ein kleiner Prozentsatz in kritischen Phasen durch ein schädliches Virus krank wird, bekommt eben nicht jeder eine Autoimmunerkrankung.

Welche Ursachen den einzelnen Menschen im Laufe seiner Entwicklung so beeinflußt haben, daß er später eine Autoimmunkrankheit bekommt, läßt sich im nachhinein nicht mehr rekonstruieren. Man kann die Zeitlinie der Infektion, mit allem, was dazugehört, nicht genau verfolgen, sie ist wahrscheinlich von Mensch zu Mensch auch unterschiedlich.

Multiple Sklerose ist eine mysteriöse Krankheit, besonders deshalb, weil ihre Erscheinungsformen unkalkulierbar und ihre Auswirkungen, bis zum Endstadium, individuell kaum absehbar sind.

MS-Kranke dürfen sich nicht aufgeben

Ein Multiple-Sklerose-Patient hat im Rahmen konventioneller Behandlungsmöglichkeiten der Symptome reelle Chancen, mit der Krankheit leben zu können und sogar glücklich zu sein. Psychische Stabilität und eine positive innere Grundeinstellung sind hierbei besonders wichtig. Betroffene sollen – und müssen – ihren Lebensweg zielstrebig fortsetzen und die Krankheit als einen zu ihnen gehörenden Teil betrachten.

MS kann jeder und in jedem Alter bekommen. Deshalb wären auch Schuldgefühle aufgrund von individuell unterschiedlichen Veranlagungen oder Neigungen – zur Depression zum Beispiel – völlig unberechtigt. Wer depressiv, melancholisch, skeptisch, pessimistisch oder auch sonst nicht eben strahlenden Gemüts ist, bekommt deshalb nicht zwingend MS. Multiple Sklerose hat grundsätzlich als körperliche Krankheit zu gelten; wer sie so sieht und versucht, Behinderungen durch die Krankheit als Teil seines Lebens zu akzeptieren und im übrigen sein Leben mit einer positiven Grundeinstellung fortzuführen, der wird auch mit MS am ehesten leben können.

Man muß die Krankheit als Teil seines Lebens akzeptieren

Lupus

Im »Pschyrembel«, dem »Duden« der klinischen Medizin, heißt es zu Lupus unter anderem: »Autoimmunkrankheit … Ursachen unbekannt … zu 90% werden jüngere Frauen befallen. Oft bestehen keine charakteristischen Symptome am Beginn der Erkrankung, da nur ein einzelnes oder viele Organe gleichzeitig befallen sein können. Im klassischen Fall treten ein symmetrischer Hautausschlag, Arthritis, Pleuritis, Fieber und Hypertonie auf. Ferner können pathologische Veränderungen am Nervensystem, an den Augen, am Herzen und an den Nieren auftreten. Der Verlauf der Erkrankung wird durch den Befall der inneren Organe, besonders dem der Niere, bestimmt.«

Die konventionelle Therapie von Lupus bringt langfristig kaum Heilerfolge

Die Krankheit verläuft, genau wie die Multiple Sklerose, bei vielen Patienten schubförmig, vereinzelt auch chronisch, also mit ständigen und fortschreitenden neurologischen Ausfällen.

Behandelt werden auch hier die Symptome – mit Cortison, mit Antimalariamitteln, mit Zytostatika. Aber auch Zytostatika, die als ungerichtete Immunsuppressiva das gesamte Knochenmark zerstören und nicht danach fragen, welche Zellen »gut« oder »böse« sind, bleiben relativ erfolglos, was die Langzeitwirkung betrifft.

Eine Knochenmarktransplantation kann bei Lupus erfolgreich sein

Wirklich wirksam wäre hier nur eine Knochenmarktransplantation, also ein totaler Austausch des Knochenmarks. Das gilt übrigens für alle Autoimmunerkrankungen: wenn die Effektorzellen ausgewechselt werden, kann man jede Autoimmunerkrankung heilen. Das wird immer wieder diskutiert, und es wird auch schon gemacht. Aber das Risiko einer solchen Behandlung ist enorm hoch. Noch sterben etwa vierzig Prozent der Knochenmarktransplantierten.

Die Entscheidung, das Knochenmark auszutauschen, wird – für den Arzt und für den Patienten – unter anderem dadurch erschwert, daß der Verlauf von Autoimmunkrankheiten kaum prognostiziert werden kann: Ob also, zum Beispiel, die Multiple Sklerose bei einem Patienten möglicherweise zur völligen Gehirnzerstörung führt oder unverändert nur in Schüben verläuft und sein Leben damit im Prinzip unbeeinflußt läßt, ist kaum vorauszusehen. Deshalb wird dieser Eingriff, der im übrigen pro Patient etwa DM 200.000,– kostet, immer noch sehr selten durchgeführt. Zudem ist auch nicht auszuschließen, daß durch eine Knochenmarktransplantation eine andere Autoimmunerkrankung produziert werden kann. Und wenn das transplantierte Knochenmark sich gegen den Körper wehrt, dann können durchaus auch tödlich verlaufende Formen von Multipler Sklerose erzeugt werden.

In meiner Praxis habe ich mehrfach auch Lupus-Patienten erfolgreich mit Deoxyspergualin behandelt. Bei Mahtab Mahmoody zum Beispiel, der sechzehnjährigen Tochter der Bestseller-Autorin Betty Mahmoody (»Nicht ohne meine Tochter ...«), brachten DSG-Infusionen, in zwei Wochen je zweimal an vier Tagen, sichtbare Besserungen ihres bedrohlichen Zustandes, nach weiteren Behandlungen waren keine Lupus-Symptome mehr erkennbar. Mahtab ist seitdem beschwerdefrei. Und nach der erfolgreichen Deoxyspergualin-Therapie eines lupuskranken vierzehnjährigen Jungen hat sich sein Arzt, der ihn vorher ergebnislos mit Zytostatika behandelt hatte, für DSG interessiert, um zu prüfen, ob die Substanz tatsächlich als wirksames Mittel bei Erkrankungen des Immunsystems verwendbar ist. Dies sind nur zwei Beispiele von vielen Patienten, die in meiner Praxis erfolgreich mit DSG behandelt wurden.

Ein neues Medikament – erfolgreich im Einsatz gegen Lupus

Rheumatoide Arthritis

Rheumatoide Arthritis zerstört die Gelenkhäute und führt dadurch zur Bewegungsunfähigkeit. Auch innere Organe können befallen werden, nicht erst bei Erwachsenen, sondern auch schon bei Kindern. Schwere Fälle von rheumatoider Arthritis können – unabhängig vom Lebensalter – zum Tode führen.

Die auslösende Ursache der Krankheit ist bislang unbekannt. Wir wissen nur, daß sich auch bei dieser Autoimmunkrankheit das Abwehrsystem gegen körpereigenes Gewebe richtet. Wie bei allen Autoimmunerkrankungen können aber ganz frühe Virusinfektionen in besonders sensiblen Lebensphasen vermutet werden.

Rheumatoide Arthritis kann durch eine Virusinfektion ausgelöst werden

Die rheumatoide Arthritis führt uns durch ihre Auswirkungen auf die verschiedensten Organe sehr

Rheumatoide Arthritis erfordert umfassende Hilfe

schnell an die Grenzen des in Fächer gegliederten Medizinsystems; diese Grenzen könnten sehr wahrscheinlich leichter durchbrochen werden, wenn Autoimmunkrankheiten grundsätzlich von einem Arzt behandelt würden, der, je nach Fall, für die verschiedenen Symptome einen Facharzt des betreffenden Gebietes, also einen Neurologen, Internisten und so weiter, hinzuziehen würde.

Mehr noch als bisher sind Immunologen gefragt, die sich überwiegend mit Autoimmunerkrankungen befassen. Aus ihrer praktischen Tätigkeit heraus verfügen sie über fächerübergreifendes Wissen, so daß sie mehr tun könnten, als nur die Symptome zu behandeln.

Karzinome

Ein Karzinom, also eine bösartige Krebsgeschwulst, ist oft kein lokales Ereignis, sondern Ausdruck einer Allgemeinerkrankung, die mit dem Ort, an dem das Karzinom entsteht, häufig gar nichts zu tun hat. Das Karzinom bildet sich vielmehr an einer besonderen Schwachstelle; bei einem Raucher ist es beispielsweise die Lunge.

Krebs – das Immunsystem verliert die Kontrolle

Krebs an einer bestimmten Stelle ist also nicht nur kennzeichnend für dieses spezielle Gewebe; vielmehr verliert das Immunsystem die Kontrolle über das Wachstum der einzelnen Zellen innerhalb eines Organgebietes, weil eine falsche Information eingefügt worden ist, und dadurch entsteht eine Krebsgeschwulst. Das heißt noch nicht, daß die Medizin eine wirkungsvolle Krebstherapie hätte, aber es erklärt natürlich viele Karzinom-Phänomene, zum Beispiel die deprimierenden Erschöpfungszustände als Vorboten einer Karzinom-Erkrankung. Hier signalisiert das Immunsystem, daß es gegen Einwirkungen rebelliert, die ihm »fremd« erscheinen – das Ergebnis falscher Information.

Es gibt ganz sicher Viren, die Krebs verursachen, zumindest bei Tieren wissen wir das. Es gibt auch Giftstoffe – zum Beispiel Zigarettenrauch –, die Krebs hervorrufen können. Bei kindlichen, also angeborenen Karzinomen, die es durchaus gibt, gilt als geklärt, daß sie auf Fehlfunktionen des Immunsystems beruhen. Je älter, je erwachsener ein Mensch aber wird, um so schwerer ist die Herkunft eines Karzinoms zu erklären. Es gibt kein klar nachweisbares Ursache-Wirkung-Verhältnis. Bei Rauchern zum Beispiel kann man ganz klar ein erhöhtes Krebsrisiko feststellen, ohne daß die Forscher genau wissen, woran das im einzelnen liegt. Auch bei einem Brustkrebs zu klären, was im Leben dieser Frau vorgefallen ist und zum Brustkrebs führte, ist unglaublich schwierig. Vielleicht ist zu irgendeinem Zeitpunkt eine bestimmte genetische Information umgeschrieben worden und hat ein solches Karzinom entstehen lassen. Da unzählbar viele Faktoren denkbar sind, die sich zudem bei jedem Menschen unterschiedlich auswirken, können vorerst nicht mehr als statistische Aussagen über Krebsrisiken gemacht werden, wie etwa bei Rauchern. Der Umstand, daß längst nicht alle Raucher an Karzinomen der Atmungsorgane erkranken, zeigt, welch individuell unterschiedliche Rolle das Immunsystem hierbei spielt.

Raucher haben ein erhöhtes Krebsrisiko

Es scheint sich also ähnlich wie bei Psychosen um eine Fehlverarbeitung äußerer Informationen zu handeln. Bei Psychosen kommt es dadurch zu einer grundsätzlichen Störung des Bewußtseins, bei Karzinomen zu

Die Körperzellen wachsen bei Karzinomen unkontrolliert

einer Störung des geordneten Wachstums der Körperzellen. Die Abläufe innerhalb unseres Immunsystems sind ähnlich komplex wie die in unserem Gehirn. Da die Forscher beide Organsysteme noch nicht enträtselt haben, ist es auch schwer zu bestimmen, welcher »Fehler« oder andere Einfluß eine Krankheit ausgelöst haben könnte. Vielleicht gibt es auch unendlich viele »Fehler«, so daß man gar nicht sagen kann, welche Therapie richtig wäre.

Letztendlich sind alle Formen der Krebserkrankung genauso ungeklärt wie die Vielfalt der Autoimmunerkrankungen. Viele Krebsarten sind durch chirurgische Eingriffe zu heilen. Die Behandlung mit Zytostatika, darüber sind sich eigentlich die Onkologen, die Krebsforscher, einig, ändert hingegen nur in wenigen Fällen den Verlauf eines Karzinoms; ähnliches gilt für die radiologische Behandlung, zum Beispiel die Kobaltbestrahlung. Diese Behandlungsformen verlängern meist das Leben des Betroffenen, vielleicht um Wochen, an seinem Schicksal aber ändern sie nichts.

Wir sind hier eigentlich nicht weiter als vor fünfzig Jahren. Damals nahmen die Wissenschaftler an, daß sie durch bestimmte Zellgifte oder durch radioaktive Strahlen das Wachstum eines Karzinoms aufhalten oder ganz beseitigen könnten. Daß dies so nicht stimmt, weiß man inzwischen.

Bei operativen Eingriffen gewinnt man, wenn der Patient nach fünf Jahren noch lebt, eine gewisse Sicherheit, ob das Karzinom tatsächlich geheilt ist, nach zehn Jahren ist es noch sicherer. Aber grundsätzlich ist das Karzinomproblem noch nicht gelöst. Wir kennen die tiefsten Ursachen der Krebsentstehung nicht. Ein Karzinom entwickelt sich in der Regel langsam; das ist einer der Gründe, weshalb es so schwer ist, Ver-

Krebs entwickelt sich meist langsam

suchsmodelle dafür zu finden, an Tieren zum Beispiel, die mit der Entwicklung eines menschlichen Karzinoms zuverlässig vergleichbar wären.

Ein anderer Grund ist, daß Autoimmunerkrankungen eigentlich nur beim Menschen auftreten, bei Tieren nur in Ausnahmefällen, und dort verlaufen sie anders als beim Menschen. Auch die Experimente mit der sogenannten genetisch nackten Maus haben der Wissenschaft in bezug auf den Menschen kaum grundlegende Erkenntnisse gebracht. Für dieses Experiment wurde ein Mäusestamm gezüchtet, der kein Immunsystem, der keine Immunreaktionen auf Infektionen hat, deshalb die Bezeichnung »genetisch nackt«. Diese Tiere sind natürlich nur im Labor wachstumsfähig; sie sind hilflos jeder Infektion ausgesetzt und dienen damit als experimentelles Modell für die verschiedensten menschlichen Krankheiten. Aber das ist natürlich ein sehr künstliches Modell, anhand dessen es auch nicht gelingen kann, ein wirklich realistisches Bild von einem menschlichen Karzinom zu bekommen.

Knochenmarktransplantationen können Rückfälle nach einer Krebsoperation vermeiden

Der weitere Verlauf nach einer Karzinom-Operation wird deutlich durch eine Knochenmarktransplantation verbessert. Es gibt umfangreiche Versuche in den USA und in anderen Ländern, nach einer Brustkrebsoperation zum Beispiel das Knochenmark mit auszutauschen. Dieses Verfahren ist wegen der für die Transplantation nötigen Immunsuppression mit höchstem Risiko behaftet. Bei den Überlebenden ist die Rate an Rückfällen dann allerdings sehr viel geringer als bei denen, deren Knochenmark nicht ausgetauscht wurde.

Das spricht auch wieder dafür, daß der Hintergrund eines Karzinoms in jedem Fall eine Autoimmunkrankheit ist, die durch eine Knochenmarktransplantation

verändert wird, wobei man die Strukturen und die Mechanismen dieser Autoimmunkrankheit noch nicht kennt. Man weiß nicht, welche Zelle krank ist.
Das Immunsystem ist in der Medizin eben immer noch ein teilweise unbekannter Kontinent, Hintergrund für viele Krankheiten – mit ebenso vielen ungelösten Rätseln.

Aids

HIV-Infektionen produzieren Krankheitsbilder, die anfangs unerklärbar waren. Sie galten als völlig neu, obwohl sie wahrscheinlich schon mehrere Jahrzehnte zuvor in Erscheinung getreten waren. Es gibt Beweise dafür, daß es Aids auch früher schon gab, ausgelöst durch ein Virus aus Afrika, das über bestimmte Übertragungswege später auch in anderen Ländern verbreitet wurde.

Das HI-Virus schwächt die lebenserhaltenden Funktionen des Immunsystems

Übertragen wird Aids durch Blutkontakte. Während durch das Hepatitis-C-Virus zum Beispiel indirekt eine Autoimmunerkrankung entsteht, die die Leber plötzlich als fremdes Organ erscheinen läßt, befällt das HI-Virus bestimmte Zellen des Immunsystems direkt und zerstört sie oder funktioniert sie so um, daß sie gar nichts anderes mehr produzieren können außer neuen Viren, die dann wieder Zellen befallen. Dadurch kommt es zu einer Veränderung im Ablauf der Immunreaktionen, also zu einer Autoimmunerkrankung durch dieses Virus, das Immunsystem selbst betreffend. Die Konsequenz ist die Schwächung aller Funktionen des Immunsystems, so daß gehäuft opportunistische Infektionen auftreten. Das sind Infektionen, die mit der eigentlichen Erkrankung, der Schwächung des Immunsystems, nichts zu tun haben, wie Infektionen der Mundschleimhaut, der Darmschleimhaut und anderen mehr. Dazu gehört auch, daß die Betroffenen abmagern, an Durchfall erkranken, Karzinome entwickeln und vieles mehr.

Mit verschiedenen Therapieansätzen wird versucht, die Ausbreitung der Viren zu verhindern. Das Prinzip: Ihr Eindringen in die Zellen wird medikamentös durch Einwirkungen auf diese Zellen behindert. Wir wissen aber nicht, ob eine virustatische Therapie, bei der chemische Verbindungen eingesetzt werden, um eine Virusvermehrung zu hemmen, die Betroffenen wirklich heilt. Denn die Mechanismen, mit denen normalerweise Infektionskrankheiten bekämpft werden (und mit denen das Immunsystem eine Infektionskrankheit bekämpft), greifen bei Karzinomen und HI-Viren oft nicht. Es werden dabei ja gerade jene Zellen lahmgelegt und befallen, die für die Bekämpfung dieser Viren zuständig sind. Außerdem ist es gut möglich, daß die Menschen seit Generationen viele Viren im Genom integriert haben, die friedlich erscheinen, jeden Augenblick aber wieder reaktiviert werden können und dann möglicherweise auch ein Karzinom auslösen, von dem man nicht weiß, ob es zeitabhängig oder von bestimmten Ereignissen abhängig ist.

Die Folgen einer virustatischen HIV-Therapie sind noch unbekannt

Auch ob sich ein solches – nicht identifizierbares – Virus alleine aktiviert, ist unbekannt. Dafür ist die Regulation innerhalb des Genoms viel zu unerforscht. In jedem Fall sind die Gene, ist ihre Gesamtheit, das Genom, am alltäglichen Leben jedes einzelnen viel stärker beteiligt, als allgemein angenommen wird. Meist stellt man sich vor, daß die Erbanlagen, die Chromosomen, ruhen und nur einmal aktiviert werden, nämlich bei der embryonalen Entwicklung. Das

Die Gene bestimmen unser Leben

ist nicht richtig. Auch im weiteren Verlauf des Lebens, bei jeder Bekämpfung eines Krankheitserregers, werden die Gene abgefragt; die im Immunsystem relevanten Zellen regulieren die entsprechenden Reaktionen aufgrund ihres genetischen Materials.

Gefahr droht von völlig unbekannten Erregern

Die Auseinandersetzung mit Krankheitserregern wird der Mensch gewinnen, solange der Keim vergleichbar ist mit irgendeinem anderen, der uns früher, und sei es im Laufe der Menschheitsentwicklung, irgendwann einmal befallen hat. Erst dann, wenn der Eindringling mit nichts bisher Bekanntem vergleichbar ist – und das HI-Virus scheint ein solches Virus zu sein –, wird die Auseinandersetzung problematisch und möglicherweise lebensbedrohend – wie bei Aids.

Neben der direkten Bekämpfung des Virus gibt es noch einen anderen Therapieansatz bei Aids, mit dem ich in meiner Praxis Erfolge hatte. Dabei wird versucht, Aids als Autoimmunerkrankung zu behandeln. Denn das Virus tötet den Menschen nicht direkt, sondern über den Umweg einer durch das Virus ausgelösten Autoimmunerkrankung, die zum fortschreitenden Zerfall des Körpers führt. Nach meinen Erfahrungen spricht viel dafür, daß die Behandlung dieser Autoimmunkrankheit erfolgreicher sein kann als die alleinige Bekämpfung des Virus, da die lebensbedrohenden Auswirkungen der HIV-Infektion durch die Autoimmunvorgänge bedingt sind. Nicht das Virus ist lebensbedrohlich, sondern die Reaktion des Körpers.

Organ-Transplantationen

Ähnliche Phänomene wie bei einer Autoimmunerkrankung können wir nach einer Organtransplantation beobachten. Beim Austausch eines fremden, gesunden Organs gegen ein eigenes, krankes Organ wird eine Immunreaktion ausgelöst. Denn dieses Fremdorgan trägt auf allen seinen Zellen Oberflächenmerkmale, die zeigen, daß es nicht zum eigenen Körper gehört; das Immunsystem will es folglich abstoßen.

Bei Organtransplantationen kann der Körper wie bei einer Autoimmunkrankheit reagieren

Seit einigen Jahrzehnten gibt es Medikamente, die durch eine Vergiftung des Knochenmarks das Immunsystem so stark schwächen, daß ein neues Organ nicht mehr abgestoßen oder bekämpft werden kann – mit der Nebenwirkung, daß Infektionen bei den Betroffenen durch deren Immunsystem auch nicht mehr bekämpft werden können; diese Menschen sind deshalb besonders gefährdet. Durch hohe Dosen von Cortison und anderen zellvergiftenden Medikamenten ist es möglich, Organabstoßungen nach einer Transplantation zu verhindern. Das funktioniert vor allem dann, wenn es darum geht, Abstoßungen im akuten Stadium, also unmittelbar nach der Operation, aufzuhalten. Daß aber das Organ über Monate und Jahre hinweg ganz langsam zerstört wird, kann durch Immunsuppression nicht verhindert werden.

Cortison – hilfreich bei Organtransplantationen

Hier liegt der Vergleich mit einer Autoimmunerkrankung sehr nahe: Immer wieder wird nach deren Ursachen gesucht, in der Annahme, eine Therapie zu haben, wenn die Ursachen gefunden sind. Aber das ist ein Irrtum. Das Tuberkelbakterium zum Beispiel war bekannt, ehe man wußte, wie man es bekämpft. Daß eine zu irgendeinem Zeitpunkt eingeführte falsche Information in das Immunsystem zu Autoimmunerkrankungen führt, wissen die medizinischen Forscher, aber was sie dann tun sollen, das wissen sie bis jetzt noch nicht. So wie eine Organübertragung eine konsequente, fortlaufende Therapie nötig macht, so erfordern auch Autoimmunerkrankungen solche Therapien.

Ist das Immunsystem intelligenter als die Forschung?

In diesem Zusammenhang könnte die Frage gestellt werden, ob nicht unsere körpereigene Abwehr im Grunde genommen intelligenter ist als die Labormethoden, die die Mediziner zur Zeit haben; das Schicksal der HIV-Infizierten zum Beispiel weist darauf hin. Im Labor kennen wir noch keinen Weg, das HI-Virus zu bekämpfen. Trotzdem wissen wir, daß ungefähr zehn Prozent der HIV-Infizierten diese Infektion ohne jegliche Komplikationen überleben. Bei diesen Menschen ist das Virus zwar im Körper vorhanden, aber es schadet ihm nicht.

Neue Erkenntnisse über das HI-Virus

Neueste Forschungen haben einen verblüffenden Zusammenhang zwischen der Pesterkrankung und dem HI-Virus ergeben: Nachkommen aus Familien, die zwar mit dem Pesterreger in Berührung gekommen sind, aber nicht daran starben – etwa zwanzig Prozent der Angesteckten überleben eine Pestepidemie – sind zwar nicht gegen das HI-Virus, aber gegen die Entwicklung der Krankheitssymptome bei Aids geschützt. Dies könnte ein erneuter Hinweis darauf sein, wie wichtig die ständige Auseinandersetzung des Immunsystems mit Viren und Bakterien ist, um optimal funktionieren zu können. Es wurde schon erwähnt, daß es Zeiten gab, in denen bestimmte Infektionskrankheiten epidemisch auftraten – und auch wieder verschwanden. Das könnte auch an der

Neuordnung von Genfragmenten in Bakterien und Viren liegen, deren Bedeutung die Forschung noch nicht erfassen kann. Hierbei handelt es sich um Erreger, die in der genetischen Ausstattung des Menschen enthalten sind und die er im Laufe seiner Entwicklung kennengelernt hat.
Der Kampf gegen diese Erreger wird wohl immer gewonnen werden, weil das menschliche Genom vielgestaltiger ist und Möglichkeiten hat, mit ihm bekannten Erregern fertig zu werden. Die eigentliche Gefahr geht aus von Viren wie dem HI-Virus, das das Immunsystem lahmlegt und Oberflächenmerkmale hat, die keine eigentliche Abwehrreaktion hervorrufen. Ein Virus also, das den Körper überflutet, bevor dieser den Eindringling richtig bemerkt hat.

Anpassungschancen

Ursachen und Auswirkungen von Autoimmunerkrankungen sind vielfach umstritten, ganz einfach deshalb, weil sie letztlich noch nicht gesichert erforscht sind. Bei den Ursachen können auch chemische Stoffe in der Umwelt nicht ausgeschlossen werden. Dies sind zum Beispiel Stoffe, die eine ähnliche Wirkung wie das körpereigene Hormon Östrogen haben und unfruchtbar machen, oder andere, die durch die Umsetzung und Veränderungen in der Natur im menschlichen Körper Folgen haben und ihn direkt oder indirekt immer weiter für die Entwicklung einer Autoimmunerkrankung oder eines Karzinoms sensibilisieren.

Über die Ursachen und Auswirkungen von Autoimmunkrankheiten gibt es noch keine gesicherten Erkenntnisse

Aber bei alldem gibt es zweifellos auch Anpassungschancen. Der menschliche Körper hat sich im Laufe

Das Immunsystem kann sich auf die meisten Veränderungen flexibel einstellen

der Jahrzehnte und Jahrhunderte ja schon auf sehr viele Neuerungen eingestellt oder besser: einstellen müssen. Im Jahre 1835 waren die Menschen davon überzeugt, daß mit der ersten Eisenbahn von Nürnberg nach Fürth ein Teufelswerk in die Welt gekommen sei, das niemand folgenlos ertragen könne; und noch vor einigen Jahrzehnten war der Gedanke, daß der menschliche Körper auch Jet-Geschwindigkeiten nahe der Schallgrenze und darüber hinaus schadlos überstehen könne, keineswegs selbstverständlich.

Und doch hat die Menschheit bisher alle technischen, ökonomischen und ökologischen Veränderungen ihrer Umwelt überlebt, sogar mit steigender Lebenserwartung (was allerdings nicht bedeutet, daß sie dabei auch gesünder geworden oder geblieben wäre).

Trotz allem: Der Mensch ist mit seiner hochdifferenzierten und zugleich erstaunlich flexiblen organischen Struktur in so hohem Maße anpassungsfähig, daß er auch mit künftigen und vorerst noch gar nicht absehbaren Umweltbelastungen fertig werden wird – womit keineswegs gesagt werden soll, daß Industrie, Chemie und Wirtschaft bedenkenlos so umweltschädigend weitermachen könnten wie bisher.

6 Die Schwierigkeiten der Medizin, mit Immun- und Autoimmunkrankheiten umzugehen

Ein erweiterter Blick ist in der Medizin notwendig, die den Menschen nicht wie ein defektes Auto nur repariert, also an den Symptomen herumkuriert, sondern die zur Wurzel des immunologisch krankhaften Geschehens vordringt. Der Arzt als Wegbegleiter, nicht als Apparatebediener, ist gefragt, der gemeinsam mit dem Patienten versucht, das seelische und körperliche Gleichgewicht wiederherzustellen. Ärzte unterschiedlicher Fachrichtungen müssen – zum Wohl des Menschen – enger und intensiver zusammenarbeiten.

Bei Autoimmunerkrankungen können keine schnellen Heilerfolge erwartet werden

Immun- und Autoimmunkrankheiten sind am ehesten mit psychischen Krankheiten vergleichbar; deshalb ähneln sich auch die Schwierigkeiten bei ihrer medizinischen und therapeutischen Behandlung. Kurzfristig ist, wenn überhaupt, kein Heilerfolg zu erzielen. Es gibt, anders als bei organischen Krankheiten, keine Ansatzpunkte an bestimmten Stellen, um eine vorgegebene Therapie einleiten zu können. So

Das komplexe Zusammenspiel zwischen Geist, Körper und Seele

wie unser Gehirn, wie unsere Verstandesleistung, ist eben auch unser Immunsystem ein kompliziertes Geflecht gegenseitiger Abhängigkeiten, das Körper, Geist und Seele umfaßt. Dieses komplexe Zusammenspiel kann positive und auch negative Auswirkungen auf unseren Körper haben. Wir können diese Auswirkungen zwar sehen, aber ihren genauen Ursprung können wir nicht erklären. Es gibt hierzu keine Modellvorstellungen und keine mathematischen oder analytischen Beschreibungen. Hier wirkt so etwas wie ein göttlicher Funke in uns, der sich jedem menschlichen Tun entzieht.

Autoimmunkrankheiten: tausend Gesichter – tausend Krankheiten

Autoimmunerkrankungen werden vielfach als »Krankheiten mit tausend Gesichtern« definiert; zutreffender ist aber, daß wir in Wirklichkeit tausend Krankheiten vor uns haben, die ganz verschiedenen immunologischen Abläufen unterliegen. Die medizinischen Forscher stehen eigentlich immer noch vor riesigen Regalen, in die die verschiedenen Immun- und Autoimmunkrankheiten wie vorgefertigte Pakete einsortiert werden, ohne zu berücksichtigen, daß jede dieser Krankheiten ganz unterschiedlich verläuft, von leichten und schweren bis hin zu malignen, bösartigen Stadien, die für Betroffene tödlich sein können. Das weist auf ein Unvermögen der Medizin hin: Das, was sie bei anderen Krankheiten mit Erfolg getan hat – zu analysieren, langfristig zu beobachten, interdisziplinär, also fächerübergreifend zu diagnostizieren und zusammenzuarbeiten, um erfolgreich therapieren zu kön-

Ein neuer Forschungsansatz ist für die Therapie von Autoimmunkrankheiten notwendig

nen –, das alles ist im Bereich der Autoimmunkrankheiten nicht passiert. Dies beruht unter anderem sicherlich darauf, daß gleiche Krankheitsbilder und gleiche Symptome bei den erkrankten Menschen ganz verschiedene Ursachen haben können, die sich unter Umständen über Jahrzehnte auswirken und bei denen eine kurzfristige Hilfe einfach nicht möglich ist. Um so dringender wäre eine sorgfältige, breite Beobachtungsbasis in vielen miteinander korrespondierenden Kliniken.

Die Schulmediziner müssen umdenken

Ärzte, die ehrlich sich selbst gegenüber sind, werden das akzeptieren und zugeben, daß sie zwar Symptome behandeln, die Entwicklung von immunologischen Krankheiten aber nur ganz selten und meist überhaupt nicht beeinflussen können.
Das heißt nicht, daß es in den letzten Jahrzehnten bei der symptomatischen Behandlung vieler Immun- und Autoimmunkrankheiten keine Fortschritte gegeben hätte, die dem Patienten das Leben erleichtern. Auf manche dieser Therapieversuche reagieren die Patienten, auf andere nicht. Und es ist im Einzelfall unmöglich zu erklären, warum eine Behandlung bei einem Patienten geholfen und bei einem anderen nicht angeschlagen hat.

Wirksame Hilfe durch neue Medikamente?

Vielleicht kommt eines Tages eine neue Generation von Medikamenten auf den Markt, die das Immunsystem beeinflussen können. Das würde aber voraussetzen, daß vorgefaßte medizinische Lehrmeinungen traditionell orientierter Schulen durchbrochen und neue Denkansätze entwickelt werden. Labortests jedenfalls helfen hier nicht weiter; sie geben keine Auskunft über die Situation des jeweiligen Immunsystems; alle Versuche in dieser Richtung sind fehlgeschlagen.

Können Cortison und Zytostatika wirksam helfen?

Eine der schulmedizinischen Lehrmeinungen plädiert derzeit dafür, mit Hilfe von Cortison und stark wirkenden Zytostatika das Immunsystem zu unterdrücken und vollkommen lahmzulegen. Das ist nach Transplantationen notwendig, um Abstoßungen eines Organs zu verhindern. Der Rückschluß allerdings, mit dieser Methode könne man Immun- und Autoimmunkrankheiten grundlegend beeinflussen, ist sicher falsch. Weder Immunstimulationen, also die Stärkung des Immunsystems, noch seine Schwächung können wirklich helfen. Die zugrundeliegende Störung dagegen, also die Abweichung innerhalb des Immunsystems, sollte – im Versuch – behandelt werden, um eine neue Erfahrung in das Immunsystem einzuführen und so der Krankheit entgegenzuwirken. Ob das in allen Fällen erfolgreich sein kann, bleibt offen. Es wird gegebenenfalls auf viele kombinierte Versuche ankommen, aber die Chance, zur Wurzel des immunologisch krankhaften Geschehens vorzudringen und dadurch zu heilen, ist vorhanden.

Eine Krankheit ohne sichtbare Symptome

Autoimmunkrankheiten werden oft weniger beachtet als rein körperliche Krankheiten

Die weitverbreitete Fehleinschätzung von Immun- und Autoimmunkrankheiten beruht ja darauf, daß man von der Krankheitsursache nichts sieht. Im Gegensatz zum Knochenbruch etwa, der der klassischen Vorstellung von einer Krankheit mit nahezu hundertprozentigen Heilungschancen voll entspricht. Ein Patient mit einer Immun- oder Autoimmunkrankheit dagegen unterscheidet sich kaum oder gar nicht von anderen Menschen und ist unter Umständen trotzdem in seinem Leben gefährdet, braucht plötzlich auch Intensivpflege und dramatische medizinische Maßnahmen, um sein Leben zu erhalten. Doch die Krankheit selbst ist auch in diesem Stadium nicht zu sehen. Diese optische Trennwand hat auch gesellschaftliche Auswirkungen: Immun- und Autoimmunkrankheiten werden oft viel geringer geachtet als rein körperlich zu behandelnde Leiden, die für jeden sichtbar sind. Und auch der Kranke selbst wird sich der Normalität seines eigenen Lebens wegen bemühen, die Störungen in seinem Körper solange wie möglich geheimzuhalten, ähnlich wie ein psychisch Kranker.

Auch Ärzte sind von Fehleinschätzungen bei Immun- und Autoimmunkrankheiten nicht frei, auch sie sind – obwohl sie die Folgen in vielen Fällen kennen – bemüht, das Geschehen herunterzuspielen. Es ist eben eine Krankheit, die langsam verläuft und zum Leben des Betroffenen gehört. Wenn bei einem Unfall eines seiner Augen verletzt würde, könnte dieser Mensch sicherlich mit aufwendiger Hilfe rechnen, aber wenn ein Auge verlorenginge, weil der Erkrankte zum Beispiel Multiple Sklerose hat, dann müßte er das als eine Art »Kismet«, als Schicksal, hinnehmen, schon deshalb, weil niemand weiß, wie er ihm helfen könnte.

Auch Mediziner sind bei Autoimmunkrankheiten oft hilflos

Chronische Krankheiten – ein Dorn im Auge der Schulmedizin

Hier hat sich im Grunde genommen seit zweihundert Jahren wenig geändert. Denn mit chronischen Krankheiten, also nicht ausgeheilten, schwer oder nicht

Eine Herausforderung für die Medizin – chronische Krankheiten

heilbaren Krankheiten, haben sich die Ärzte schon im 18. und 19. Jahrhundert schwergetan. Sie wurden zu dieser Zeit als nicht behandelbar angesehen, weil die Menschen häufig nicht sehr lange lebensfähig waren. Chronische galten gewissermaßen als »psychische Krankheiten«. Die Patienten kamen in entsprechende Anstalten und wurden dort notdürftig versorgt – es gab damals keine anderen Möglichkeiten –, oder sie wurden in der Familie betreut.

Patienten mit chronischen Krankheiten waren immer schon eine ständige Quelle des Ärgers für die Ärzte, weil sie keine schnellen Erfolge erzielen konnten – ähnlich wie bei Psychosen oder anderen seelischen Erkrankungen, bei denen bis heute, wenn überhaupt, auch erst langfristig mit einer Gesundung zu rechnen ist.

Die operative Medizin und auch die Kriegschirurgie, die im 19. Jahrhundert schon relativ schnell an Bedeutung gewannen, haben neue Behandlungsmöglichkeiten eröffnet, aber beseitigt oder geheilt werden konnten chronische Leiden dadurch nicht. Sie existierten weiter und blieben für Ärzte und die Wissenschaft immer im Hintergrund. Schon im 19. Jahrhundert war man, wie heute auch noch, der Meinung, chronisch und seelisch Kranke müßten mit ihrer Krankheit leben. Man hilft ihnen, soweit man kann, aber was eigentlich in ihnen vorgeht, das bleibt unbehandelbar, einfach deswegen, weil es sich dem Blick, auch dem Blick des durch Röntgenstrahlen bewährten Auges entzieht.

Die Medizin im 19. Jahrhundert

Es handelt sich darum, grundsätzliche Mechanismen im Körper neu zu entdecken und zu definieren; das war und ist kein technologisches, sondern ein innovatives, ein wissenschaftliches Problem. Und da stößt die gängige Art der wissenschaftlichen Betrachtung an ihre Grenzen. Es fehlt eben eine neue Idee, und die läßt sich, mit wieviel Geld auch immer, nicht aus dem Boden stampfen. Auch ist es nicht so, daß die reine Anhäufung von Wissen, also eine Fortsetzung quantitativer Art, uns der Erklärung näher brächte (diesbezüglich sind wir ja sehr arrogant und meinen, eigentlich hätten wir alles schon gefunden, wir müßten es nur fortsetzen). Es stellt sich vielmehr die Frage nach einer prinzipiell neuen Suche. Vielleicht sogar nach einer neuen Definition des Menschseins. Und hierfür reicht konventionelles Wissen aus dem Medizinstudium oder über die Behandlung von »sichtbaren Krankheiten«, Verletzungen, Verwundungen, Störungen, nicht aus. Patienten mit Multipler Sklerose, Leukämie, Lupus, Rheuma, Krebs und anderem, mit chronischen und psychischen Krankheiten, passen nicht in Behandlungsschemata, die in anderen medizinischen Bereichen sehr erfolgreich sein mögen.

Die Patienten brauchen umfassende Hilfe

Immun- und Autoimmunkrankheiten ist eben nicht dadurch beizukommen, daß man die Armada der Diagnosemaschinen aufrüstet. Die Betroffenen brauchen den Arzt in erster Linie als Wegbegleiter, als Ratgeber, der sich mit dem Leben des Kranken auseinandersetzt, gleichgültig, ob er eine vergleichsweise harmlose Autoimmunerkrankung hat, wie die Neurodermitis, oder eine schwere wie Lupus oder Multiple Sklerose.

Autoimmunkranke fühlen sich in einer Welt medizinischer Standards allein gelassen

Die traditionelle Schulmedizin jedenfalls hilft in keinem Fall weiter. Wenn es einen medizinischen Ansatz mit wirklich durchgreifendem Erfolg gäbe, dann hätte dieser sich inzwischen allgemein durchgesetzt. Davon kann aber nicht die Rede sein.

Die Forscher müssen nach weiteren klinischen und wissenschaftlichen Möglichkeiten suchen

Neben dem Arzt als Wegbegleiter und Ratgeber ist die Klinik gefragt, der Umgang mit Patienten, aber nicht als Bestätigung für bestimmte wissenschaftliche Hypothesen, sondern als immer wieder neue Herausforderung. Die Forscher können sich nicht mit dem, was bisher erreicht worden ist, zufriedengeben, sondern müssen nach weiteren klinischen und auch wissenschaftlichen Möglichkeiten suchen, um tiefer in die Krankheit einzudringen und dadurch möglicherweise auch neue Ansatzpunkte für die Behandlung zu finden. Nicht das Labor kann hier im Mittelpunkt stehen, sondern schwerpunktmäßig nur die Arbeit mit dem Patienten und die Arbeit des Patienten selbst.

Zum Wohl des Patienten?

Handelt die Pharmaindustrie immer im Dienste des Patienten?

Diese Auffassung steht zweifellos im Gegensatz zur inzwischen weitverbreiteten ökonomischen Entwicklung unserer Medizin; sie ist ein wichtiger Teil unserer Volkswirtschaft geworden, in dem viel Geld umgesetzt wird. Und damit ist die Medizin aufs falsche Gleis geraten, sie läuft Gefahr, daß Millionen – an den Patienten vorbei – in eine Richtung gepumpt werden, die allenfalls der pharmazeutischen Industrie und den Herstellern von medizinischen Geräten nützen. Teure Medikamente aber und noch teurere Geräte helfen Autoimmunkranken in letzter Konsequenz wenig. Sie fühlen sich in dieser Welt medizinischer Standards und ökonomisch ausgerichteter Mechanismen allein gelassen. Und gerade diese Patienten brauchen ja, mehr noch als andere, ärztlich-menschliche Hilfe. Sie sind Patienten mit speziellen Problemen und deshalb auf Ärzte angewiesen, die ihren besonderen Ansprüchen gerecht werden können. Es ist ja nicht so, daß jeder Arzt für jeden Patienten und jeder Patient für jeden Arzt geeignet wäre, das hat wenig mit Fachkenntnissen, sondern vielmehr mit dem persönlichen Vertrauen zu tun, das Schwerpunkt der Behandlung sein sollte.

Das alles setzt – unter anderem – zweierlei voraus:

- Die Kassen (nicht nur Privatkassen) müßten insbesondere die Ärzte angemessen honorieren, die nicht allein Symptome behandeln, sondern in erster Linie um die unter Umständen sehr zeitaufwendigen Behandlungen der individuell weitgefächerten seelischen und gesellschaftlich bedingten Ursachen einer Immun- oder Autoimmunkrankheit bemüht sind.
- Das derzeit in Deutschland noch herrschende Medikamenten-System müßte umstrukturiert werden.

Bislang dominiert auch hier noch ökonomisches Denken. Dafür ein Beispiel: Es gibt nicht nur autoimmunkranke Erwachsene, sondern auch Kinder, die an einer Autoimmunkrankheit relativ früh sterben. Ärzte in Kinderkliniken sehen hier einen großen Bedarf an neu zu entwickelnden Medikamenten. Aber diese Kinder machen im Jahr in Deutschland vielleicht hundertfünfzig Patienten aus, eine Menge also, die für jede Pharmafirma völlig uninteressant ist. Das »rechnet« sich einfach nicht. Die Entwicklung entsprechender Medikamente fällt also von vornherein durch den Rost. Das Beispiel ist auf die Situation von erwachsenen Autoimmunkranken durchaus übertragbar.

Gerade auch autoimmunkranke Kinder brauchen Hilfe und Beachtung

Gefragt also sind Gelder, mit denen – unabhängig von kommerziellen Vorgaben – autoimmunspezifische Präparate entwickelt werden könnten. Gelder nicht nur für die Grundlagenforschung – auf die sich zum Beispiel die Deutsche Forschungsgemeinschaft und andere Forschungsstiftungen zurückgezogen haben –, sondern auch für die Therapieforschung. Hier besteht ein Ungleichgewicht zugunsten konventionell-wissenschaftlicher Schulen der Grundlagenforschung, eine Situation, die den Bedürfnissen von Autoimmunpatienten keineswegs gerecht wird. Medikamente, die sie brauchen, können nur durch verstärkte Therapieforschung entwickelt werden. Um die wissenschaftlich einseitigen Perspektiven der Grundlagenforschung zu vermeiden, sollten Gruppen der Therapieforschung konkurrierend und dezentral arbeiten und sich lediglich von einem zentralen Gedanken leiten lassen: den berechtigten Interessen der Patienten.

Die Interessen der Patienten müssen im Vordergrund stehen

Das ist ein deutliches Plädoyer gegen Großinstitutionen in der Forschung, und ein Plädoyer für eine praxisbezogene Therapieforschung, die Patienten – und Ärzte als ihre Wegbegleiter – in den Mittelpunkt aller Forschungsziele stellt.

Heilung im Selbstversuch

Wie weit allerdings die gängige Forschungsarbeit in Deutschland von den oben angegebenen Zielen einer verstärkten Therapieforschung noch entfernt ist, kann an meiner Arbeit mit dem bereits erwähnten Präparat Deoxyspergualin (DSG) erläutert werden: Ich habe mir das Mittel, wie schon erwähnt, im Selbstversuch verabreicht und konnte damit das Fortschreiten meiner Multiplen Sklerose verhindern. Hoechst hatte das Präparat übernommen, seine Wirksamkeit als Multiple-Sklerose-Mittel untersucht und gute Erfolge erzielt, die aber »offiziell« – vor allem von der Deutschen Multiple-Sklerose-Gesellschaft – nicht zur Kenntnis genommen oder ganz einfach abgestritten wurden. DSG lag – und liegt – eben nicht auf der wissenschaftlich verkrusteten Linie etablierter Multiple-Sklerose-Schulen.

Ein wirksames Präparat gegen Multiple Sklerose

Seitdem tat sich nichts mehr. Ich habe DSG in der klinischen Arbeit und in der Zusammenarbeit mit anderen Ärzten eingesetzt, und Hunderte meiner Multiple-Sklerose-Patienten sind Beweis dafür, daß das Mittel ihnen langfristig wirksam geholfen hat und hilft.

Trotz allem bewegt sich gar nichts, nach dem Motto: Das darf nicht sein, also kann's auch nicht sein ... Zur Zeit läuft wieder eine Studie an einer deutschen Universitätsklinik in Zusammenarbeit mit Multiple-Sklerose-Neurologen; auch hier sind gute Erfolge zu verzeichnen. Dennoch ist letztlich unsicher, was aus dem Medikament wird, weil nicht vorauszusehen ist, ob es trotz aller Erfolge in der Praxis von offiziellen Prüforganen zugelassen wird, von Organen, in denen vielfach realitätsfremde Kriterien der »reinen wissenschaftlichen Lehre« Richtschnur und Maßstab sind.

Therapieforschung im Dienste des Patienten

Daß die Deoxyspergualin-Zulassung bisher gegen alle berechtigten Interessen vieler tausend Multiple-Sklerose-Patienten verhindert werden konnte, beweist doch nur einmal mehr, wie notwendig es wäre, praktisch-klinische Therapieforschung dezentral zu betreiben, um objektiv vertretbare Ergebnisse zu erzielen, die nur und ausschließlich dem Patienten nützen.

Konventionelle Behandlungsmöglichkeiten

Die Schulmedizin hat nur begrenzte Heilerfolge bei Autoimmunkrankheiten

Die derzeit üblichen Behandlungen aller Immun- und Autoimmunkrankheiten verlaufen in etwa nach dem gleichen Schema wie Krebs-Therapien: Mit Cortison und Zytostatika, Substanzen, die das Wachstum und die Vermehrung von Zellen hemmen oder auch verhindern, werden begrenzte Erfolge erzielt, die die Krankheiten verzögern oder den Zustand etwas verbessern, aber nicht heilen können.

In jüngster Zeit werden dem Körper auch kleine Eiweißstoffe gleichsam als Fremdeiweiß injiziert (mit Betainterferon zum Beispiel). Das ist im Prinzip das gleiche wie die frühere Behandlung der Tuberkulose oder auch von Autoimmunerkrankungen mit Milchspritzen. Diese bestehen aus Fremdeiweiß, das die Immunlage des Betroffenen etwas verändert hat. Interessant dabei ist, daß die Erfolgsquoten gleich geblieben sind. Sie lagen mit Milchspritzen bei etwa zwanzig Prozent und sind mit den heutigen aufwendigen Medikamenten auch nicht höher. Milchinjektionen wurden in den fünfziger Jahren als völlig unwissenschaftlich verworfen, weil man annahm, mit Cortison und Antibiotika die besseren Medikamente zu haben. Inzwischen hat sich, wie schon erwähnt, herausgestellt, daß die Erfolge oder Mißerfolge in etwa gleich geblieben sind. Zur Zeit der Milchinjektionen standen der Medizin eben nur noch nicht die technologischen und technischen Möglichkeiten von heute zur Verfügung.

Cortison, Antibiotika oder Milchinjektionen – die Erfolge sind etwa gleich geblieben

Aber auch mit diesen veränderten und erweiterten Möglichkeiten sind noch längst nicht alle Rätsel gelöst. Die Ursachen, die Entwicklung und die Auswirkungen von Autoimmunkrankheiten stehen noch immer außerhalb dessen, was wissenschaftlich verfügbar oder erklärbar ist. Da ist vieles noch vage und nebelhaft. Das wissen Forscher und Mediziner. Nur offen zugegeben wird es meist nicht.

Forscher, Ärzte und Klinik müssen zusammenarbeiten

Chancen, um im großen Bereich der Immun- und Autoimmunkrankheiten prognostisch und in der Therapie konkretere Ergebnisse zu erzielen, gibt es sicher. Zum Beispiel dadurch, daß man diese Krankheiten zusammenfaßt, kategorisiert, ihre verschiedenen Verläufe miteinander vergleicht. Wie auch sonst in der medizinischen Forschung üblich, sollte auch hier das praktiziert werden, was in anderen Krankheitsbereichen längst üblich ist: den Erfolg oder Mißerfolg medizinischer Maßnahmen zu protokollieren, zu archivieren, für Analysen und Vergleiche festzuhalten. Und zwar praxis- und klinikübergreifend, von Klinik zu Klinik, von der Klinik zum behandelnden Arzt, vom behandelnden Arzt zur Klinik. Mit einem großen Kollektiv von Patienten, bei denen man den Verlauf der Krankheit beobachten und dann nach einem bestimmten Schema behandeln kann. Zur Zeit ist es allerdings immer noch so, daß jeder Arzt, jede Klinik unter Umständen drei oder vier verschiedene Therapiestrategien hat. Wir haben keine aussagekräftigen Daten und Zahlen. Und solange das im Bereich der Immun- und Autoimmunkrankheiten so bleibt, lösen wir uns nicht aus der vorwissenschaftlichen Epoche des 19. Jahrhunderts.

Klinik und ambulanter Arzt sollten eng zusammenarbeiten

Erforderlich ist eine ganz andere Organisation bei der Behandlung von Patienten mit Immun- und Autoimmunerkrankungen. Denn sie passen nicht ins streng gesetzlich geregelte Schema von klinischer und ambulanter Versorgung. Im Gegenteil: Sie stören dieses Schema, das immer dann stimmt, wenn ein Patient schwer verletzt oder mit akuten Erkrankungen wie einem Infarkt ins Krankenhaus eingeliefert wird.

Da gibt es die Intensivstation, die Operation, den Aufenthalt auf der Station und die Phase nach der Operation in der Rehabilitation mit der allmählichen Wiedereingewöhnung in den Alltag. Aber auf einen Patienten mit Multipler Sklerose zum Beispiel trifft das alles nicht zu. Da ist die ständige Kommunikation mit der Klinik, des niedergelassenen Arztes mit der Klinik – und umgekehrt – etwas ganz Wesentliches. Da müßten Klinik und niedergelassener Arzt eng miteinander verbunden bleiben. Therapien, die in der Klinik angefangen wurden, müßten ambulant weitergeführt, Befunde müßten ausgetauscht werden und ähnliches mehr. Das gilt auch für die Ärzte der unterschiedlichen Fachrichtungen, also Internisten, Neurologen und andere, die den jeweiligen Patienten betreuen.

Auch nach der Klinik braucht der Autoimmunkranke umfassende Hilfe

Sicher – jedes Krankenhaus schreibt einen Entlassungsbericht. Aber was der ambulant tätige Arzt dann macht, ob er sich nach dieser Empfehlung richtet oder nicht, das ist seine Angelegenheit, um die sich dann niemand anderer mehr kümmert. Und ob die Krankenkasse eine teure Therapie, die in der Klinik angefangen worden ist, zahlt, wenn sie der ambulant tätige Arzt fortsetzen will, ist eine völlig offene Frage. Der ambulant behandelnde Arzt und der Patient wiederum sind frei in ihren weiteren Entscheidungen, der Patient kann heute in die Uni-Klinik München, morgen in die Uni-Klinik Ulm und übermorgen in eine

Klinik in Würzburg gehen, wenn er meint, der Professor dort sei besser.

Und es gibt auch keine Kommunikation zwischen ambulant tätigen Ärzten, Patienten nach der Entlassung und den Ärzten in der Klinik. Der ambulant tätige Arzt schreibt keinen Brief an die Klinik, wie es mit dem Patienten weitergegangen ist, er berät sich auch nicht mit den Klinikärzten. Wenn zum Beispiel der Erfolg einer Maßnahme nur sehr eingeschränkt ist, könnte er sich mit diesen beraten, ob er nicht etwas anderes ausprobieren soll oder den Patienten nicht doch kurzfristig noch einmal für ein paar Tage in die Klinik zurücküberweisen sollte.

Nicht immer wird zum Wohl des Patienten gehandelt

Das alles mag in Einzelfällen auch anders sein, generell aber wird auf diese strenge Trennung zwischen der ambulanten Medizin und der klinischen Medizin von kassenärztlichen Vereinigungen und Klinikverbänden sorgfältig geachtet. Von den daraus resultierenden vielfältigen Nachteilen für immun- und autoimmunkranke Patienten abgesehen, werden auch immer wieder für ein und denselben Vorgang durch ambulant tätige Ärzte und Kliniken bei Laboruntersuchungen, bei Röntgenaufnahmen, Kernspintomographien und vielem mehr doppelte Kosten verursacht.

Diese therapeutisch und ökonomisch zum Teil geradezu absurden Verfahren könnten langfristig und wirkungsvoll geändert werden, wenn das bisher geltende System gewissermaßen auf den Kopf gestellt würde. Die ambulante Medizin müßte stärker an der klinischen Versorgung und die klinisch tätigen Ärzte müßten stärker an der ambulanten Versorgung beteiligt werden. Und zwar gleichgewichtig. Aufgrund ihrer qualitativen Entwicklung in den letzten Jahren kann die ambulante Medizin von den Kliniken durchaus als gleichberechtigter Partner akzeptiert werden.

Starre Vorschriften zum Wohl des Patienten verändern

Die derzeit noch bestehenden Vorschriften, die den Patienteninteressen zuwiderlaufen und logisch nicht nachvollziehbar sind, da sie die Kommunikation behindern, müßten geändert und neu formuliert werden.

So könnte es zu einer – in Einzelfällen sicher schon praktizierten – vernünftigen und unvoreingenommenen Zusammenarbeit kommen, bei der auch immun- und autoimmunkranke Patienten nicht mehr krankheitsbedingt isoliert wären. Sie gingen nicht mehr in einem unübersichtlichen Versorgungssystem verloren, sondern könnten langfristig begleitet und betreut werden.

Zusammenhänge: Immunsystem – Nerven – Psyche – Hormone

Wichtig ist das harmonische Zusammenspiel von Gehirn, Seele und Immunsystem

Das Immunsystem steht mit allen Organen unseres Körpers in einer ständigen Wechselbeziehung, ähnlich wie unser Gehirn. Ein positiv gestimmtes Gehirn zum Beispiel stärkt unser Immunsystem, oder richtiger: Es trägt zur Balance innerhalb des Immunsystems bei. Und ein gut ausbalanciertes Immunsystem hat auch einen positiven Einfluß auf das Gehirn. Wobei man allerdings nicht sagen könnte, ein weniger ausgeglichenes Gehirn würde sofort negative Folgen im Immunsystem auslösen. Aber wenn das Immunsystem aus anderen Gründen aus der Balance gerät, dann ist davon auch das Gehirn betroffen. Das ist eine merkwürdige gegenseitige Beeinflussung, die eigentlich noch nicht enträtselt ist.

Ein neuer Ansatz: die Psychoneuro-immunologie

Es gibt die Psychoneuroimmunologie, mit interessanten Ansätzen, letztlich aber auch – noch – nicht mit schlüssigen Erklärungen. Denn wir haben es hier mit zwei Organsystemen zu tun, deren Funktionsweisen wir im Grunde genommen nicht kennen: dem Gehirn und dem Immunsystem, beide miteinander durch Vorgänge verbunden, die wir noch nicht in ihrer Funktion beschreiben können. Und eben das ist die Schwierigkeit, auch für die Psychoneuroimmunologie, die um mehr Informationen über das Immunsystem bemüht ist. Man hoffte, durch genauere Erforschung des Gehirns gewissermaßen auch dem Immunsystem »auf die Schliche zu kommen«. Aber das ist bisher noch nicht gelungen.

Extreme körperliche Anstrengung kann das Immunsystem beeinträchtigen

Bei alltäglichen Tätigkeiten – beim Essen, Trinken, Laufen – sind die Folgen auf das Gehirn bekannt, auch bei extremer Anstrengung oder bei großen Gefahren. Wie sich diese Aktivitäten auf das Immunsystem auswirken, ob sie zur Balance beitragen oder nicht, das weiß man noch nicht so genau. Wenn man sich extrem anstrengt, ist man sicherlich eher gefährdet gegen bakterielle und virale Infekte. Das zeigt auch die Praxis: Hochleistungssportler beispielsweise leiden häufig an Viruserkrankungen, sind oft »erkältet« und vieles mehr.

In jeder Beziehung ausgewogen zu leben, ist das Beste für das Immunsystem. Das ist allseits unbestritten. Genauso, daß unser Immunsystem gewissermaßen mit uns altert. Und auch hier zeigen sich wieder direkte Parallelen zum Gehirn. Solange ein älterer Mensch gesund ist, bleiben Gehirn und Immunsystem voll funktionsfähig. Der Mensch ist nicht mehr und nicht weniger krankheitsgefährdet, abwehrkräftig, leistungsfähig als sonst auch. Vermutlich verlangsamt sich die Tätigkeit des Immunsystems etwas – bei akuten Allergien zum Beispiel oder bei Reaktionen auf unvorbereitete Ereignisse. Aber auch das ist individuell unterschiedlich.

Bis ins hohe Alter ein stabiles Immunsystem

Zusammenfassend kann hierzu nur festgestellt werden: Die Mechanismen des Gehirns und des Immunsystems bleiben bei älteren, gesunden Menschen die gleichen und ungestört, sie laufen nur etwas langsamer ab. Es gibt ja begnadete Menschen, die mit einem gesunden Immunsystem 110 Jahre alt werden …

7 Mit der Krankheit leben … Vorsorge ist möglich

In den vorangegangenen Kapiteln stellten wir fest, daß sich Störungen im Immunsystem grundsätzlich von anderen Krankheiten unterscheiden, weil es für Immun- und Autoimmunkrankheiten keine »Modellvorstellungen« gibt, keine Ansatzpunkte an bestimmten Körperstellen also, um eine vorgegebene Therapie einzuleiten. Eben deshalb ist es besonders schwierig, Immun- und Autoimmunkrankheiten zu behandeln und, als Folge davon, nicht minder schwierig, mit ihnen zu leben.

Bei Immun- und Autoimmunkrankheiten gilt kaum etwas, was bei »normalen Krankheiten« hilft, bei denen der Patient bestimmte Medikamente einnimmt, um schnell wieder gesund zu werden und die lästige Geschichte alsbald endgültig vergessen zu können. Derartige »Patentrezepte« gibt es für Immun- und Autoimmunkrankheiten nicht. Natürlich erhebt sich hier die Frage, ob – oder wie – wir unser Immunsystem beeinflussen können und welche Möglichkeiten es diesbezüglich gibt. Doch eine Beeinflussung des Immunsystems ist umso schwerer, als es keine klaren Ursache-Wirkung-Beziehungen gibt.

Für die Behandlung von Immunkrankheiten gibt es keine Patentrezepte

Hilft eine positive Lebenseinstellung?

Wichtig in diesem Zusammenhang ist allerdings, daß wir das *dunkle Selbst* in uns akzeptieren – und zwar so, wie es ist, ohne falschen Ehrgeiz und ohne danach zu streben, Veränderungen erzwingen zu wollen, die unserem Naturell widerstreben. Unter diesen Voraussetzungen gibt es Wege, das Immunsystem positiv zu beeinflussen. So ist es bei Erkältungskrankheiten beispielsweise sinnvoll, sich in eine entspannte Atmosphäre zu bringen, Bettruhe einzuhalten, quälende Gedanken beiseite zu lassen und auf die Heilung zu warten, auf die man sich relativ sicher verlassen kann. Bei einer erhöhten Anfälligkeit kann es aber auch notwendig sein, sich aus einer unbefriedigenden und konfliktgeladenen Lebenssituation zu lösen. Dies erfordert natürlich sehr viel Mut, ist aber manchmal der einzige Weg, um das körperliche und seelische Wohlbefinden wiederherzustellen.

Möglichkeiten der Selbstbehandlung bei Immunkrankheiten

Es gibt also einige Möglichkeiten, eine Erkrankung selber in den Griff zu bekommen: Das Ausleben der eigenen Persönlichkeit ohne starre Regeln, die nur einengen; Lebensfreude auch in kleinen Dingen ohne die Jagd nach dem unfaßbaren Glück, die nur eine ständige Unzufriedenheit zurückläßt. Menschen mit einer positiven Lebenseinstellung sind weniger krankheitsanfällig als »permanent vor sich hin nörgelnde Misanthropen« – dies kann als »Vorsorge-Rezept« mit Sicherheit akzeptiert werden.

Hilfe durch qualifizierte Ärzte

Solch eine Anleitung zur Selbstbehandlung ersetzt sicherlich nicht den Besuch bei einem qualifizierten Arzt, wenn jemand bereits rheumatoide Arthritis, Allergien, Multiple Sklerose oder Karzinome hat, um nur einige Beispiele zu nennen. Der Erkrankte muß

auf jeden Fall einen Spezialisten zu Rate ziehen, da er allein mit dieser Krankheit nicht mehr fertig werden kann. Aber auch hier gilt, daß der erkrankte Mensch sich gegebenenfalls weitgehend aus problematischen und konfliktgeladenen Lebensumständen lösen muß, um durch langfristige Veränderungen seiner Lebensgewohnheiten lindernd oder im günstigen Fall auch heilend auf seine Krankheit einwirken zu können.
Dies ist eine der entscheidenden Voraussetzungen, um mit der Krankheit leben zu können. Vielleicht sogar die wichtigste Voraussetzung, denn den von allen Leiden freien oder befreiten »Supermenschen« haben wir auch im Zeitalter der Gen-Forschung noch nicht. Und das Ende der verläßlichen Wirkung vieler Antibiotika ist absehbar. Je eher es deshalb einem Immun- oder Autoimmunkranken gelingt, neben seiner selbstverständlich notwendigen medizinischen Behandlung in Übereinstimmung mit sich selbst zu leben, seine Krankheit nicht als Mittelpunkt seines Lebens, sondern als bezwingbares Schicksal anzusehen, desto positiver wird er den Krankheitsverlauf beeinflussen und seinen alltäglichen und erschwerten Anforderungen nachkommen können.

Die Krankheit nicht zum Mittelpunkt des Lebens machen

Schnelle Hilfe ist selten möglich

Sicherlich ist es sehr schwer, mit einer Immun- oder Autoimmunkrankheit fertig zu werden. Man darf nicht erwarten, daß binnen Tagen, außer bei Bagatellerkrankungen, die von alleine heilen, der Verlauf der Krankheit verändert werden kann. Wenn man etwas positiv beeinflussen kann, dann dauert dies Monate oder Jahre, in denen man ständig versuchen muß, mit sich selbst und seiner Umgebung besser zurechtzukommen und beides in Übereinstimmung zu bringen.

Selbst mit der schwersten Krankheit kann man glücklich und zufrieden sein. Man darf sich davon nicht erschrecken lassen. Und man darf nicht erwarten, daß durch eine medizinische Therapie oder eine Maßnahme, mit der man sich selbst bemüht, die Krankheit zu heilen, das Problem plötzlich verschwindet.

Die lebenswichtigen Funktionen des Immunsystems sind uns oft gar nicht bewußt

Immun- und Autoimmunkrankheiten unter diesem Gesichtspunkt zu sehen, ist praktische Hilfe für jeden Betroffenen. Darüber hinaus wird hiermit aber auch noch etwas Grundsätzliches angesprochen: Wir sind uns der entscheidenden Rolle des Immunsystems im täglichen Leben oft gar nicht bewußt. Viele Leistungen sind für uns selbstverständlich. Leistungen, die eigentlich erst durch ein profundes medizinisches und naturwissenschaftliches Verständnis klarwerden.

Es gibt keine Patentrezepte

Jede Immunkrankheit verläuft individuell

Genau wie das Gehirn ist auch das Immunsystem bei jedem Menschen individuell strukturiert. Und diese Individualität macht es unglaublich schwierig, gemeinsame Mechanismen und Abläufe innerhalb des Immunsystems festzustellen. So verläuft auch jede Immunkrankheit individuell. Multiple Sklerose, rheumatoide Arthritis, Krebs, Virusinfektionen und anderes sind nur grobe Sammelbegriffe, die beschreiben, was im Körper passiert. Aber nach welchen verschiedenen Mechanismen diese Krankheiten ablaufen, können wir noch nicht bestimmen. Wir kennen auch die Ursachen einer Immun- oder Autoimmunkrankheit nicht, wobei allerdings die Ursachen für die jeweilige Therapie relativ egal sind. Grundsätzlich ist es so: Wenn ein durch negative Einflüsse oder falsche Informationen gestörtes Immunsystem aus dem Gleichgewicht geraten ist, dann ist es nur noch darauf aus, nach den ihm vorliegenden – falschen – Informationen das Leben des Betreffenden zu verlängern, und es bewirkt dabei genau das Gegenteil. Ähnlich wie ein hungriger Fuchs von einem Stück Fleisch in einer Falle unwiderstehlich angezogen wird, weil ihm die Information fehlt, daß er von der Falle getötet wird, so reagiert auch das Immunsystem bei Autoimmunerkrankungen so, daß Leben nicht gerettet, sondern zerstört wird, weil die Abwehrmechanismen nach falschen Informationen aktiv werden.

Das Immunsystem gerät durch falsche Einflüsse aus dem Gleichgewicht

Bisher ist Hilfe für Patienten mit Autoimmunerkrankungen von geprüften Therapieverfahren zu erwarten, von Operationen bei Karzinomen, von Zytostatika bei Autoimmunerkrankungen und anderem mehr. Sie müssen ausprobiert werden, Heilungsgarantien gibt es auch dabei nicht. Der Arzt kann nicht wissen, ob ein Medikament, das bei einem seiner Patienten geholfen hat, auch bei einem anderen wirkt. Die zugrundeliegenden Krankheitsmechanismen sind zu verschieden und können wahrscheinlich nie geklärt werden, weil es keine Gemeinsamkeiten gibt.

Die Heilungsmöglichkeiten bei Autoimmunkrankheiten sind bei jedem Patienten verschieden

Patienten mit Autoimmunerkrankungen sollten sich darüber im klaren sein, daß sie von ihrer Krankheit im günstigen Fall zu Teilen wieder befreit werden können. Andererseits ist aber auch nicht auszuschließen, daß sie mit ihrer Erkrankung unter Umständen ein ganzes Leben verbringen müssen. Das darf nicht als Makel oder als schuldhaft eigener Fehler angesehen werden. Betroffene sollten sich nicht auf ihre Krankheit fixieren, sondern – im eigenen Interesse – versuchen, Abstand zu gewinnen. Wobei ich sagen muß: Ich weiß aus persönlicher Erfahrung, wie schwer das ist. Wohlwissend, daß es sich »nur« um eine winzige Abweichung in den Mechanismen des Immunsystems handelt, und doch gezwungen zu sein, unter den Auswirkungen ein Leben lang zu leiden, das erfordert sehr viel innere Kraft.

Hilfe durch eine qualifizierte medizinische Betreuung

Der Arzt als Wegbegleiter des Patienten

Ganz entscheidend kommt es in solch einer Situation darauf an, einen qualifizierten Arzt zu finden, der in der Lage ist, zum Verbündeten, zum Vertrauten, zum Wegbegleiter des Patienten zu werden, der medizinisch helfen, lindern und in Ausnahmefällen auch heilen, in erster Linie aber dem Patienten als Mensch zur Seite stehen kann, weil er dessen volles Vertrauen genießt. Dieses Vertrauensverhältnis ist besonders bei der Behandlung von Autoimmunkrankheiten von entscheidender Bedeutung. Der Patient soll ja, ohne eine Spontanheilung zu erwarten, die ihm kein Arzt liefern kann, seine Hoffnung auf Linderung und auch auf Heilung seiner Krankheit behalten, möglicherweise gegen alle Vernunft und den derzeitigen Stand medizinischer Erkenntnisse. Denn es gibt bekanntlich immer noch sehr viele Dinge zwischen Himmel und Erde, die ungeklärt und unerklärbar und in diesem Sinne auch – Wunder sind.

Mit dem Arzt seines Vertrauens im Hintergrund und einer distanziert-sachlichen Einstellung zu seiner Krankheit ist es dem Patienten dann auch eher möglich, die Begleitumstände seines veränderten Lebens sinnvoll zu organisieren. Dadurch können viele alltägliche Belastungen, die aus seiner Krankheit resultieren, gemildert, vielfach sogar beseitigt werden – in seinem eigenen Interesse, aber auch im Interesse seiner Mitmenschen, die mit ihm und mit denen er zusammenleben muß. Wenn sich der Patient in dieser Weise auf seine Krankheit einstellt, wird er – und auch seine Umgebung – sehr bald erfahren, daß er auch in seinem veränderten Leben viel mehr tun kann, als man ihm und er sich selbst zugetraut hat.

Unser seelisches Gleichgewicht ist für das Immunsystem wichtiger als jede Medizin

Nachwort

Immunsystem – das *dunkle Selbst* in uns … Wir haben in diesem Buch versucht, uns diesem *dunklen Selbst* zu nähern, hineinzuschauen in Ursachen, Abläufe, Mechanismen und Funktionen, deren Vielfalt und lebenswichtiges Zusammenwirken uns oft gar nicht bewußt sind. Denn zur Kreativität des Immunsystems haben wir keinen Zugang. Hier bleiben Geheimnisse, die zur Demut vor dem kosmischen Teil unseres Immunsystems auffordern.

So ist auch die Behandlung von Immun- und Autoimmunkrankheiten nicht nur referierend, sondern immer dann kritisch beleuchtet worden, wenn bei derzeit gängigen Verfahren nicht der Patient im Mittelpunkt steht, sondern etablierte Forschung das Tempo einer längst überfälligen Entwicklung drosselt, die erfolgreicher als bisher zu wirksamen Mitteln und Medikamenten für Immun- und Autoimmunkranke führen könnte. Realitätsferne Kriterien der »reinen wissenschaftlichen Lehre« können eben nicht mehr länger Richtschnur und Maßstab für die Erforschung und Behandlung von Immun- und Autoimmunkrankheiten sein.

Der Patient muß im Mittelpunkt der Forschung stehen

Immunkrankheiten passen nicht in die Abläufe unserer Forschung; sie entwickeln sich in Jahrzehnten. Tierversuche sind für die meisten dieser Krankheiten nicht tauglich. Nicht nur der Patient, sondern auch die Forscher müssen sich mit einer gewissen Demut diesen Leiden nähern und sich immer bewußt sein, daß medizinische Technik allein nicht helfen kann.

Das seelische Gleichgewicht ist für die Gesundheit wichtiger als jedes Medikament

Weitreichende und zum Teil noch unerforschte psychische und physische Zusammenhänge bei fast allen Funktionen des Immunsystems werden in vielen Kapiteln dieses Buches immer wieder angesprochen. Der Verfasser hofft, daß es dem Leser gerade durch diese Informationen leichter gemacht wird, mit seinem Immunsystem respektvoller, aber auch vertrauter zusammenzuleben und dadurch sein seelisches Gleichgewicht zu fördern, das für seine Gesundheit wichtiger ist als jedes Medikament.

Begriffserklärungen

Antibiotika: Von Mikroorganismen – Schimmelpilzen – sowie von Bazillen gebildete Stoffwechselprodukte oder ihre auf chemischem Wege hergestellten Abwandlungsformen. Antibiotika wirken wachstumshemmend oder abtötend auf bestimmte krankheitserregende Mikroorganismen. Antibiotika werden vor allem bei Infektionskrankheiten eingesetzt. Bei längerfristiger Anwendung können Krankheitserreger eine Resistenz gegen Antibiotika entwickeln.

Antigen: Jeder Eindringling, der anhand seiner Oberflächenmerkmale als fremd erkannt und vom Immunsystem bekämpft und vernichtet wird.

Antikörper: Von den B-Lymphozyten gebildeter komplexer Eiweißstoff, der für jedes Antigen hergestellt wird. Der Antikörper heftet sich an den Eindringling, und die entsprechenden Abwehrzellen erkennen, daß sie diesen so gekennzeichneten Eindringling vernichten müssen.

Arthritis: Gelenkentzündung. Bei rheumatischer Arthritis sind oft mehrere Gelenke betroffen.

Bakterien: »Stäbchen«. Meist einzellige Mikroorganismen. Sie können sich selbständig vermehren.

Man unterscheidet lebensnotwendige – z.B. Darmbakterien – von krankheitserregenden Bakterien, die beispielweise Tetanus oder Diphtherie auslösen können.

B-Lymphozyten: Eine Gruppe weißer Blutkörperchen, die im Knochenmark heranreifen. Sie gehören zu der erworbenen Immunität und sind für die Produktion der Antikörper zuständig.

Chromosomen: Bestandteile des Zellkerns, auf denen die Erbanlagen (Gene) angeordnet sind. Sie sind in allen Körperzellen als doppelter Chromosomensatz vorhanden, tragen die Erbinformationen und eine »Vorlage« für die Reproduktion der Zellen.

Enzyme: Hochspezialisierte Eiweißmoleküle, die als Katalysator für die Bausteine des Immunsystems wirken.

Freßzellen: Eine Gruppe weißer Blutkörperchen, auch Phagozyten genannt; sie gehören zur angeborenen Immunität. Freßzellen können Eindringlinge in ihren Körper aufnehmen und sie auffressen, so auch virusinfizierte und Krebszellen.

Gen: Erbfaktor. Einheit des biologischen Erbgutes, das in den Chromosomen festgelegt ist. Das Gen wirkt in bestimmter Form auf die Ausbildung der vererbbaren Merkmale. Die Gesamtheit der Gene wird als Genom bezeichnet.

Hypertonie: Bluthochdruck. Die Symptome reichen von Kopfschmerzen über Schwindelgefühl und Krampfzustände bis zu Nierenschädigungen.

Hypotonie: Niedriger Blutdruck, kann kurzfristig bei Fieber, Kollaps oder Schock erfolgen. Auch bei verschiedenen Erkrankungen des hormonalen Systems und nach schweren Erkrankungen.

Immunsuppression: Abschwächung oder Unterdrückung der Reaktionen im Immunsystem durch Medikamente, oder bei Krebs auch durch Strahlentherapie. Immunsuppression kann beispielsweise nach einer Organtransplantation notwendig sein, damit der Körper das verpflanzte Organ nicht abstößt.

Interferon: Botenstoff aus Eiweißmolekülen. Er wird von virusinfizierten Zellen gebildet und wirkt als Lockstoff für Freß- und Killerzellen, die das Virus dann vernichten. Außerdem schützen die Interferone die anderen Zellen vor Virusbefall.

Killerzellen: Eine Gruppe weißer Blutkörperchen, die virusinfizierte Zellen erkennen und vernichten können. Zudem sind sie dazu ausgebildet, Tumorzellen zu zerstören.

Knochenmark: Stark durchblutetes Gewebe, das netzartig die Hohlräume in den Knochen ausfüllt. Im Knochenmark werden fast alle Blutkörperchen gebildet.

Komplementsystem: Gehört zur angeborenen Immunität und besteht aus einer Gruppe hochwirksamer Eiweißstoffe, die nacheinander »angeschaltet« werden und dann Eindringlinge angreifen und zerstören.

Leukozyten: Weiße Blutkörperchen. Die Gesamtheit aller Zellen des Immunsystems.

Lymphknoten: Etwa erbsengroße Ansammlungen von B- und T-Lymphozyten, die von einer Hülle umgeben sind. Die Lymphknoten sind die Schaltzentrale für alle Bausteine des Immunsystems.

Lymphozyten: Eine Gruppe weißer Blutkörperchen, die im Knochenmark gebildet werden und zur erworbenen Immunität gehören. Sie verfügen über ein »Gedächtnis« und schützen den Menschen bei bestimmten Erregern vor einer erneuten Erkrankung. Lymphozyten werden in B- und T-Lymphozyten unterschieden (siehe eigenes Stichwort).

Magensäure: Auch Magensaft – eine sehr saure, farblose Flüssigkeit. Diese enthält Enzyme, das Pepsin, die auch die Verdauung des mit der Nahrung zugeführten Eiweißes mit regelt. Zudem sorgt die Salzsäure für die Abtötung der Mikroorganismen, die mit der Nahrung eingeführt werden.

Mikroorganismus: Pflanzliches oder tierisches Lebewesen, das nur unter dem Mikroskop sichtbar ist.

Parasit: »Schmarotzer«. Ein Organismus, der sich in einem anderen Organismus, dem sogenannten Wirt, aufhält – und sich in ihm ernährt.

Pleuritis: Rippenfellentzündung, als Folge entzündlicher, meist rheumatischer Erkrankungen des Herzbeutels oder von Infektionen der Lunge.

Sepsis: Blutvergiftung. Eine Allgemeininfektion, bei der in Abständen oder dauernd Krankheitserreger in die Blutbahn eindringen. Die Erreger können beispielsweise über das Lymphsystem in die Blutbahn gelangen. Beginnt mit hohem Fieber, Beschleunigung von Puls und Atmung bis hin zu Kreislaufversagen.

Thymusdrüse: Zweilappige Drüse hinter dem Brustbein, die für die Ausbildung bestimmter Abwehrzellen von entscheidender Bedeutung ist.

T-Lymphozyten: Gruppe weißer Blutkörperchen, die im Knochenmark entstehen und dann in der Thymusdrüse ausgebildet werden. Sie sind neben den B-Lymphozyten die Hauptakteure der erworbenen Immunität.

Viren: »Gift«. Kleinstlebewesen, die aus Eiweißmolekülen bestehen, sich vermehren und als Zellparasiten leben. Viren greifen die Zellen direkt an und bringen Tausende neuer Viren im Körper hervor. Viele Viren sind krankheitserregend und für die Entstehung von teilweise schweren Infektionskrankheiten verantwortlich.

Zytostatika: Substanzen, die das Wachstum und die Vermehrung von rasch wachsenden Zellen – Tumorzellen – hemmen oder verhindern. Da der Unterschied zwischen normalen, also gesunden, und Tumorzellen oft nicht groß ist, können Zytostatika auch gesunde Zellen angreifen.

Literatur

FRANKE, NIELS: »Multiple Sklerose. Hoffnung und Versuch der Bewältigung.« R. S. Schulz-Verlag, Starnberg-Percha, 2. Auflage, 1992.

–: »Hoffnung für Millionen. Geheilt im Selbstversuch.« Bettendorf im Herbig-Verlag, München, 1996.

GEESING, HERMANN: »Immung-Training. So stärken Sie Ihre körpereigenen Abwehrkräfte.« Herbig-Verlag, München, 12. Auflage, 1996.

–: »Die Immun-Trainings-Diät. So stärken Sie Ihre körpereigenen Abwehrkräfte.« Herbig-Verlag, München, 2. Auflage, 1993.

–: »Allergie-Stop. So findet Ihr Immunsystem die richtigen Antworten auf die Umwelt.« Herbig-Verlag, München, 3. Auflage, 1995.

WEBER, WALTER: »Hoffnung bei Krebs. Der Geist hilft dem Körper.« Herbig-Verlag, München, 3. Auflage, 1995.

Register